MTA の臨床

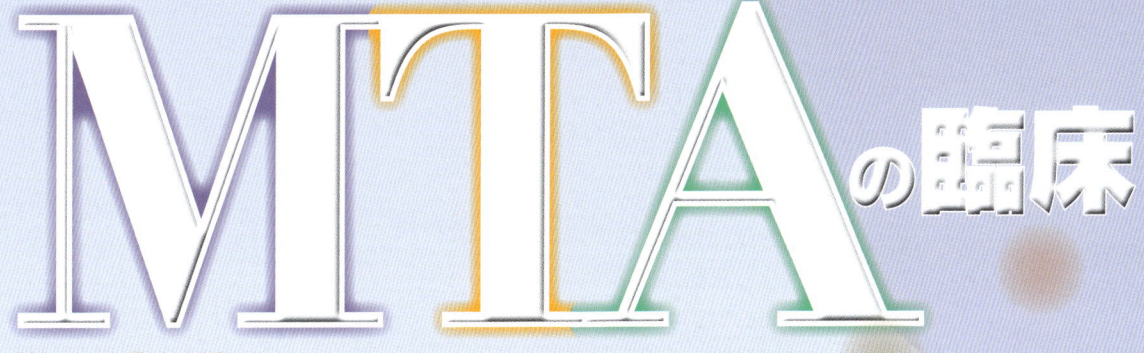

Mineral Trioxide Aggregate

よりよいエンドの治癒を目指して

Clinical Application of MTA

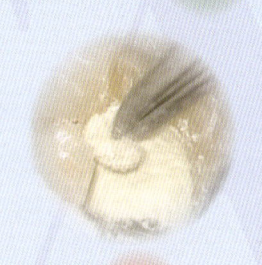

小林千尋 著

医歯薬出版株式会社

This book was originally published in Japanese
under the title of :

MTA No **R**insho — **Y**oriyoi **E**ndo **N**o **C**hiyu **W**o **M**ezashite
(Clinical Application of MTA—for a better endodontic treatment—)

author :
Kobayashi, Chihiro
  Visiting Lecturer, Oral Diagnosis and General Dentistry, Hospital Faculty of Dentistry,
  Tokyo Medical and Dental University

© 2013 1st ed.

ISHIYAKU PUBLISHERS, INC.
  7-10, Honkomagome 1 chome, Bunkyo-ku,
  Tokyo 113-8612, Japan

序文

　偶発的穿孔を生じた症例は，的確に処置しないと必ず増悪する．的確な処置とは，細菌の侵入を防ぎ，残存する細菌が増殖するためのスペースを確実に封鎖することである．従来，この目的に適する封鎖材がなかったために，予後は惨憺たるものであった．

　偶発的穿孔は，根管の形態を熟知していない初心者において生じやすいことは自明であるが，それのみならず，見つかりにくい根管を見つけようとすると，ベテランの歯科医師においてもある程度の頻度で必ず生じる．見つかりにくい根管を敢えて見つけようとするのは，むしろ真面目な歯科医師である．MTAはこのような真面目な歯科医師の失敗をリカバーすることのできる材料である．

　MTAの登場により，偶発的穿孔の問題はほぼ克服された．それと同時に，従来のガッタパーチャによる根管充塡の脆弱性も明らかになってきた．MTAで治療した歯は確実に治癒する．ただ，MTAは的確に充塡するのが非常に難しい材料である．難しさのほとんどは，水の量のコントロールにある．これは多少の修練で克服できる．

　高価であること，詰めにくいことを考慮しても，あまりある利点をもつのがMTAである．多くの歯科医師が，MTAの扱いに慣れて，エンドの難症例を克服することができるようになれば，患者さんにとってもこれ以上のことはない．失敗症例に正面から向き合える歯科医師が増えることは筆者の願いでもある．

　MTAの硬化と水の関係を理解することが，MTAを的確に臨床応用するためには必須であるので，このことに重点をおいてこの本を上梓した．
　貴重な症例を提供していただいた岡口守雄先生には，この場を借りてお礼申し上げる．
2013年12月

小林千尋

Clinical Application of MTA
MTAの臨床 よりよいエンドの治癒を目指して
Mineral Trioxide Aggregate
CONTENTS

緒言 1

I MTAとは 2
　コラム　MTAはなぜ効くか 3
II MTAの組成 4
　コラム　ポートランドセメント 4
　コラム　MTAの操作性の悪さ 8
III MTAの物理的性質 9
　1 MTAの硬化 9
　　PCの硬化機構 9
　　MTAの硬化機構 11
　　　1）MTAの混水比の硬化に与える影響 13
　　　2）MTAの硬化時間 14
　　　3）MTAの硬化膨張 14
　　　4）MTAの硬化に及ぼす組織液・血液
　　　　　の影響 16
　　　5）MTAの硬化に及ぼす硬化促進剤の
　　　　　影響 16
　2 MTAの溶解性 18
　3 MTAの強度 20
　　　1）圧縮強度 20
　　　2）曲げ強度 20
　　　3）押し出し強度 21
　4 MTAの接着力 21
　5 MTAのpH 21
　6 MTAのエックス線不透過性 21
　7 MTAの粒子の大きさ 22
　8 MTAの多孔性 23
　9 MTAの微小硬度 23
　10 MTAの漏洩 24
　　　1）逆根管充塡材としてのMTAの漏洩 24
　　　2）穿孔修復材としてのMTAの漏洩 24
　　　3）根尖封鎖材としてのMTAの漏洩 24
　　　4）根管充塡材としてのMTAの漏洩 25
　11 MTAの辺縁適合性 25
　コラム　セメントはなぜ固まるのか 15
IV MTAの生体親和性 26
　1 変異原性 26
　2 細胞培養 26
V MTAの石灰化能 28
VI MTAによる歯質の変色 29

臨床編 ……… 35

I MTAの取り扱い ……… 36
1. 練和 ……… 36
2. 移送方法 ……… 37
3. コンデンス ……… 38
4. 余剰の水分の除去 ……… 38
5. 小綿球をMTAの上に置く ……… 39
6. 仮封 ……… 39
7. 硬化の確認 ……… 39
8. 修復処置に際し ……… 39

コラム MTA硬化の診査 ……… 40

II 偶発的穿孔の処置 ……… 41
1. 分岐部（髄床底）穿孔の処置 ……… 41
2. 充塡方法 ……… 43
   1) MTAで穿孔部を封鎖してから根管充塡する方法 ……… 43
   2) 根管充塡してからMTAで穿孔部を封鎖する方法 ……… 44
   3) 穿孔部の封鎖と根管充塡をMTAを用いて同時に行う方法 ……… 44
3. 筆者の臨床例 ……… 47
   1) 根管口付近での穿孔 ……… 47
   2) 根管中央部での穿孔 ……… 48
   3) 根尖近くでの穿孔 ……… 51

III ApexificationとRevascularization ……… 53
1. 従来のapexification ……… 53
2. 新しいapexification（MTAによる）……… 54
3. Rrevascularization ……… 54

IV 直接覆髄 ……… 58

V 内，外部吸収 ……… 61

VI 逆根管充塡 ……… 62

VII 根管充塡 ……… 65
1. MTA根管充塡の適応 ……… 66
2. MTA根管充塡の利点 ……… 66
3. MTA根管充塡の欠点 ……… 66
4. MTA根管充塡の手順 ……… 67
   - 移送方法 ……… 69
   - コンデンスの方法 ……… 69
5. MTAはオーバー根管充塡したらどうなるか ……… 69
6. MTA根管充塡の臨床例 ……… 71
7. MTAの除去 ……… 73
8. シーラーとしてのMTA ……… 73

コラム LawatyによるMTA根管充塡法 ……… 70

VIII 歯根の亀裂の封鎖 ……… 75

文献 ……… 30, 77
索引 ……… 80

緒　言

　筆者は，MTAが市場に現れた（1998年）次の年のAAE（米国歯内療法学会）でMTAを入手し，MTAを臨床的に使い始めた．その後，早い時期にMTAのよさを実感できたので，日本だけが立ち後れるのも残念であるので，厚労省の認可前であったが，普及させる意味でも，機会があるごとにMTAは優れていると言い続けてきた．2002年発刊の『楽しくわかるクリニカルエンドドントロジー』でも紹介した．

　ヨーロッパでも，日本と同じようにMTAの普及は遅れた．ヨーロッパの歯内療法学会（European Society of Endodontics）でも，アメリカのエンド専門医がMTAの発表をしたときに，「アメリカの人はMTAがよいというが，エビデンスがないではないか，そんなによいとは信じられない」と発言したヨーロッパの歯科医師がいた．ヨーロッパでもMTAの導入は遅れているのだと思った．

　その原因としては，開発したTrabinejadがMTAがよいという主旨の論文を一気呵成に出したことに因ったのではないだろうか．筆者も，臨床応用するまでは，そう思っていた．今，Trabinejadの論文を読むと，それほど誇張しているようにも，データを作っているようにもみえない．やはり，MTAは素材として優れていたのだろう．

　とにかく，MTAは優れた材料なのだが，非常に高価であり，扱いも難しいところがある．日本では，売れているわりには使われていないとも聞いた．筆者の症例も蓄積してきたので，多くの人がMTAを正しく使えるようになるという願いをこめて本書を執筆した．MTAは，今や世界中で話題になっているので，『Journal of Edodontics』，『International Endodontic Journal』の2つだけでも論文の数は1,800程度ある．筆者も，そのすべてを詳細に読むことは不可能であったが，その多さに，文献の海で溺れそうになった．その作業を支えたのは，多くの歯科医師に正しい情報を伝達しなくてはという思いと，もう少しMTAのことを知りたいという知的好奇心であった．

　また，最近，MTAを根管充填材として用いる人が徐々に増えてきたが，MTAは根管充填材としても大変優れているので，ここにも多くのページをさいた．

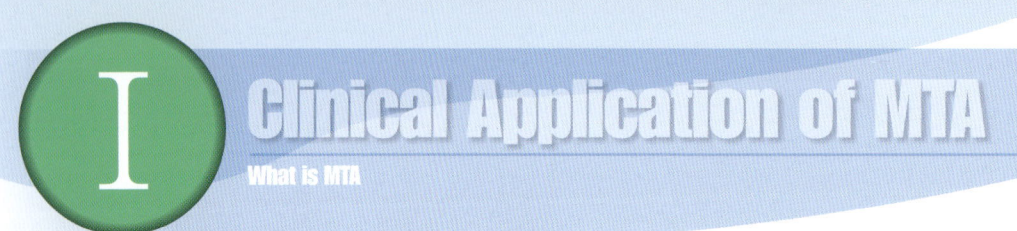

MTAとは

　MTA (mineral trioxide aggregate)[1-3]は，Trabinejadが英国留学中に開発した．今までの歯科用セメントとは全く性質の異なるもの（コロンブスの卵）で，エンド関係では，戦後開発された最も優れた材料の一つであると筆者は考えている．

　1998年にDentsplyよりProRoot MTA（ProRoot MTA Grey：GMTAと論文では省略されることが多い）という灰色のMTAが市販され，その後2002年に歯質の黒変を避けるために鉄分を除去した白色のProRoot MTA White（WMTA）が市販された．現在，日本ではWMTAのみ市販されている．

　非常に高価（グラムあたり純金，goldよりも）ではあるが，偶発的穿孔の症例に広く用いられ臨床成績が非常に良好だったため，広く世界に普及した．現在では，偶発的穿孔のほか，逆根管充填，直接覆髄，apexification，根管充填，などに用いられている．最近では，根管充填への応用が注目されている．MTAの有用性を否定するような論文は，ほとんど認められない．

　日本では，全く奇妙なことに最も有用な偶発的穿孔への応用は厚労省に認可されておらず，直接覆髄への応用しか認められていないので，その他の応用については，必ず患者さんの了解を得たうえで使用しなくてはならない．

　また，MTAは波打ち際で砂遊びをしているような操作性で，緊密に充填するためには，独特のテクニック，熟練が必要とされる．ただ，詰めればそれでよいという材料ではないので注意が肝要である．

　MTAは，基本的にポートランドセメント（建築用の普通のセメント，以後PCと略）に造影剤としての酸化ビスマスを加えたものであるので，製造費用に比べ付加価値が非常に大きいので，世界各地で各種の模倣品，改良品が開発されている．現在では，日本でも各種のMTAが販売されている．

　また，安いからといってホームセンターでPCを買ってきて，患者さんに用いること

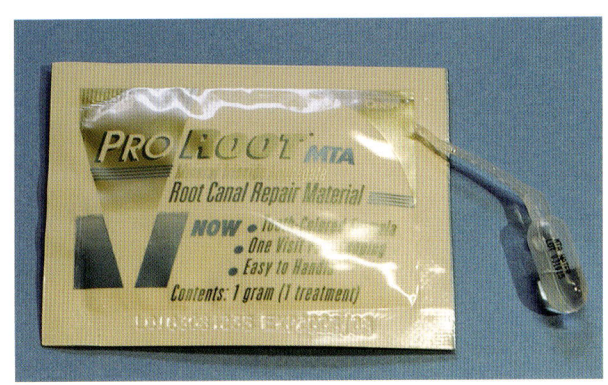

図1 ProRoot MTA White（WMTA）（デンツプライ三金）

は絶対にできない．工業用の製品は滅菌されていないし，重金属などの不純物が混入している可能性があるので，たいへん危険である．練習用として考えたにしても，粒子が大きすぎるため操作性が悪く，あまり練習にはならない．ただ，筆者としては，抜去歯での練習用にMTAの代わりとなる安価なものがあればよいと考えている．

> ### COLUMN MTAはなぜ効くか
> **以下のような理由によるのであろう．**
> - 水，組織液，血液があっても硬化する
> - 水酸化カルシウムができるので持続的制菌性がある
> - 生体親和性が高い
> - 表層にハイドロキシアパタイトを生成する（リン酸存在下で）
>
> MTAが用いられるような場所は必ず濡れている．このようなところでも，しっかりと硬化することができるのはMTAくらいしかない．
> よく，スーパーボンド，グラスアイオノマーセメントなどで穿孔部を封鎖する人がいるが，筆者の経験では，これらが歯質に接着していたことはない（探針ではじくとすぐに外れる）．スーパーボンドは湿気があっても接着するというが，目で見て明らかに表面が濡れているような状態では接着しない．

II Clinical Application of MTA
Constitution of MTA

MTAの組成

　MTAは，基本的にはポートランドセメント（PC）に酸化ビスマスを加えたものである[4,5]（表1）．そこで，200年近くの歴史があり評価も定まっているPCについて学ぶことがMTAについての理解を深める．

　PCとGMTAの共通の構成物は，ケイ酸三カルシウム，ケイ酸二カルシウム，カルシ

> **COLUMN　ポートランドセメント**（主にウィキペディアによる）
>
> 　PCは，モルタルやコンクリートの原料として使用される（砂を混ぜるとモルタル，小石を混ぜるとコンクリート）セメントの種類の一つ．最も一般的なセメントである．PCは，1824年にイギリスのジョセフ・アスプディンによって発明された．硬化した後の風合いがイギリスのポートランド島で採れるポートランド石（Portland limestone）に似ていたため，PCとよばれた．
>
> ### PCは工業的には，以下のように製造される
>
> 　石灰石，粘土，ケイ石，鉄原料を乾燥し，高温で焼成すると，化学反応を起こし，水硬性を有するクリンカーに変化する．つぎに，三酸化硫黄量と比表面積値が目標通りとなるようにクリンカーを石膏とともに粉砕し，粉末状のPCを製造する．
>
> 　PCを構成する主な物質は，
> ① tricalcium silicate　ケイ酸三カルシウム（エーライト，$3CaO \cdot SiO_2$），
> ② dicalicium silicate　ケイ酸二カルシウム（ビーライト，$2CaO \cdot SiO_2$），
> ③ calcium alminate　カルシウムアルミネート（アルミネート，$3CaO \cdot Al_2O_3$），
> ④ tetracalcium aluminoferrite　カルシウムアルミノフェライト（フェライト，$4CaO \cdot Al_2O_3 \cdot Fe_2O_3$），
> ⑤ 硫酸カルシウム（石膏，$CaSO_4 \cdot 2H_2O$），
> である．
>
> 　この①〜④は「クリンカー鉱物」とよばれている．それぞれのクリンカー鉱物は，水和反応速度，強さの発現性，水和熱などの性質が異なる．このような性質の異なるクリンカー鉱物の組成を変化させ，さらに，石膏の添加量，セメントの粉末度（比表面積値）などを変化させることによって，物性の異なる種々のPCを製造することができる．
>
>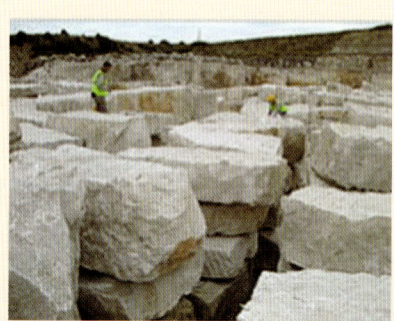
> 図　ポートランド島のポートランド石

表1　PCとGMTAの組成の比較（Songら[4]）

	カリウム	酸化ビスマス（Bi_2O_3）
PC，白PC	有	無
MTA	無	有

表2　主なセメント鉱物の特性比較（小林[6]による）

	早期強度	長期強度	水和発熱	化学抵抗性	乾燥収縮
ケイ酸三カルシウム	大	中	中	中	中
ケイ酸二カルシウム	小	大	小	大	小
カルシウムアルミネート	大	小	極めて大	小	大
カルシウムアルミノフェライト	小	小	中	中	小

ウムアルミネート，カルシウムアルミノフェライトであり（コラム参照），それぞれが表2のような特性をもっている[6]．そこで，それぞれのセメント・鉱物の特性を理解していると，各種のMTAの性質の違いについても非常に理解しやすくなる．

MTAに造影剤として加えられている酸化ビスマスは，酸性環境（炎症組織）では溶解し，MTAの生体親和性を低下させるといわれている[7,8]．

GMTA，WMTA，AMTAの組成の違いは表3，4のようになる．WMTAおよびAMTA（MTA-Angelus, Angelus, Brazil）では，歯質変色の原因となる鉄が少ない．WMTAではアルミニウム，マグネシウムがGMTAより少ない．

また，GMTAは主にケイ酸二カルシウム，ケイ酸三カルシウム，酸化ビスマス（Bi_2O_3）からなり，WTAは主にケイ酸三カルシウム，酸化ビスマスからなる[9]．研究者，分析方法によって，組成は若干異なる[10]．

MTAは水と混ぜられると，初期には水酸化カルシウム（calcium hydroxide，以下CHと略），ケイ酸カルシウム水和物が形成され，つぎに不完全に結晶化した多孔質のゲルに変わる[7]．

沈殿（precipitate）したCHは，MTAの高いpHの原因となる[11]．

MTA中の酸化ビスマスは，溶脱量が大きい．また，MTAはカルシウムアルミネートを含まない．また，表3にあるWMTAのアルミニウム成分が0となっている（別の研究[10]ではAl_2O_3の形で4.4％含まれていると報告されている）．そのため，WMTAはエ

表3　MTAの組成（Rietveltエックス線解析分析による，重量%，Camilleri[11]による）

成　分	水和していない		水和後	
	OPC	WMTA	OPC	WMTA
ケイ酸三カルシウム	74.7	53.1	8.2	10.6
ケイ酸二カルシウム	7.4	22.5	0	14.9
カルシウムアルミノフェライト	0	0	0	0
カルシウムアルミネート	3.6	0	0	0
石　膏	1.1	0	0	0
石膏半水和物	1.1	0.7	0	0
無水石膏	2.7	1.5	0	0
水酸化カルシウム	2.1	1	15.7	14.4
炭酸カルシウム	5	1.4	3.2	0
酸化ビスマス	0	21.6	0	8.4
エトリンガイト	0	0	7.5	2.1
カルシウムシリケート水和物（C-S-H）	0	0	62.2	49.5

OPC：論文中では，通常のPCだというが，フェライトが含まれていないことから白PCと思われる．
　　　PCは水和によって硬化する（詳しくは，「第Ⅲ章①MTAの硬化」参照）．

表4　GMTAとWMTAの組成の違い（重量%，Asgaryら[12]による）

	GMTA	WMTA	AMTA
CaO	40.4	44.2	49.2
SiO_2	17	21.3	18.6
Bi_2O_3	15.9	16.1	8.3
Al_2O_3	4.3	1.9	4.5
MgO	3.1	1.4	0.6
FeO	4.4	0.4	ND

AMTA：MTA-Angelus，ND：検出限界以下
MTA中では，表3のような形で含まれている．分析のため分解すると表4のような形になる．

業的に回転キルンで作られたクリンカーから作られたものではないと述べられている[7]．
　現在，世界中でさまざまな新しいMTAが開発されている（**表5**）．注目されるのは，根管充塡シーラーとしてのMTAである．詳細な成分の組成を決定した研究は，今のところ発表されていない．

表5 新しいMTAの組成 (Shokouhinejadら[13]，Scelzaら[14]などのデータを参考に表を作り直した)

		$3CaO \cdot SiO_2$	$2CaO \cdot SiO_2$	$3CaO \cdot Al_2O_3$ および $4CaO \cdot Al_2O_3 \cdot Fe_2O_3$	$Ca_3(PO_4)_2$	造影剤	
GMTA	Dentsply, USA	○	○	○		Bi_2O_3	
Bioaggregate Root Canal Repair Filling Material	Innovative BioCeramix, Canada	○	○		○	Ta_2O_5	水で練る，ナノ粒子アモルファス
iRoot BP	Innovative BioCeramix, Canada	○	○		?	?	pre-mixed，パテ状？
EndoSequence Root Repair Material (ERRM)	Brasseler, USA	○	○		○	ZrO_2 Ta_2O_5	pre-mixed，パテ状 石膏 フィラー，増粘材
MTA Plus	Prevest Denpro, India	○	○		?	?	水で練る，ナノ粒子
iRoot SP Injectable Root Canal Sealer	Innovative BioCeramix, Canada	○	○		○	ZrO_2	ナノ粒子アモルファス
EndoSequence BC Sealer	Brasseler, USA	○	○		○	ZrO_2	pre-mixed $Ca(OH)_2$ フィラー，増粘材
MTA Fillapex	Angelus, Brazil	○	○	$3CaO \cdot Al_2O_3$		Bi_2O_3	2液を混合 ナノ粒子SiO_2 レジン

　表の上から5つは，根管充填用ではない．操作性を改善したパテ状のものもある．パテ状にすると，仮封剤のキャビトンのように手軽に扱えるが，流動性が悪いので根管充填には向かない．
　GMTAは最初に商品化されたMTAなので，対比のために掲載した．
　下の3つは根管充填用のシーラーである．$Ca_3(PO_4)_2$（リン酸カルシウム）は，ハイドロキシアパタイトを作らせる目的で用いられているのだろう．造影剤としてのBi_2O_3は，MTAの性質を阻害するので，ZrO_2が用いられているものが多い．粒子を小さくし，リン酸を入れるのが今の流れなのかもしれない．シーラーとしてのMTAは根管内の水分で硬化する．？は成分が不明なもの．

COLUMN MTAの操作性の悪さ

MTAの最大の欠点の一つが操作性の悪さである．水を多めにして練ったほうが詰めやすいが，硬化時間が長いのでMTAが充填箇所に留まらずに流れて（wash out）しまう．水を少なくすると，詰めにくいし，表面が乾いてしまうとよく硬化しない．

そこで，硬化時間を短くしたものや，プレミックスのパテ状のもの，などが開発されている．硬化時間を短縮しても流れやすい性質は，ほとんど変わらない．パテ状のものは，穿孔の封鎖などにおいて，操作性は良好であるが，組織と接する部分でのコンデンス不足が心配される．

しかし，臨床的に十分なエビデンスが得られているのは，GMTAおよびWMTAだけであるので，WMTAを用いるべきである．WMTAが詰めにくいといっても慣れの問題もあり，慣れればそれほど難しくはないので，根気よくやってほしいと思う．

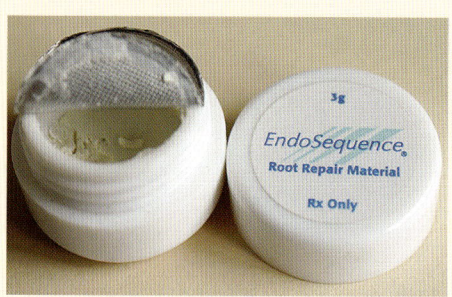

図　EndoSequence Root Repair Material
（Brasseler, USA）
プレミックスタイプで操作性は良好であるが，開封後注意深く保管しないと，短期間で自然に固まってしまい使えなくなるという欠点がある．

III Clinical Application of MTA
Physical properties of MTA

MTAの物理的性質

　MTAの混和物の性質は，粉液比，練和方法（混入する空気の量に影響される），充塡（condensation）時の圧力，環境の湿度，MTAの種類，MTAを取り囲む溶液の種類，環境のpH，充塡操作，評価までの時間，MTAの厚み，温度などによって影響を受ける[1]．

1　MTAの硬化

　MTAは，通常の歯科用セメントの硬化と異なり，水和により硬化する．水和は非常に長い時間をかけて進行する現象であるので，臨床的に要求されるような短時間でMTAが安定した構造物になることを期待するのは基本的には無理である．また，MTAの水和には想像以上に多くの水が要求される．水の不足により十分に硬化しないという失敗が臨床的にはよく生じる．

　また，水の存在下でも硬化するというのは，MTAの最も優れている特長の一つであるが，工業的に用いられるPCとは異なり非常に使用量が少ないので，局所での少しの条件の違いが，局所に不十分な水和物を作りやすく，漏洩の原因となる可能性がある．

PCの硬化機構

　PCに水を加えて練り混ぜたペーストは，1〜6時間で凝結をむかえ，流動性を失った変形できない状態になる．強度は1日以降に発現し始め，3カ月後には最終に近い強度を発現する．

　図2のように，PCの鉱物のなかでは，ケイ酸イオンおよびアルミネートイオンは比較的反応しやすい単量体（モノマー）で存在し，周りのCaイオンが溶脱（leach）したことにより溶液中に溶け出す．エーライト（C_3S），ビーライト（C_2S）は，水分子と反応して，水に溶けにくいケイ酸カルシウム水和物（C-S-H）を生成し，余ったCaイオ

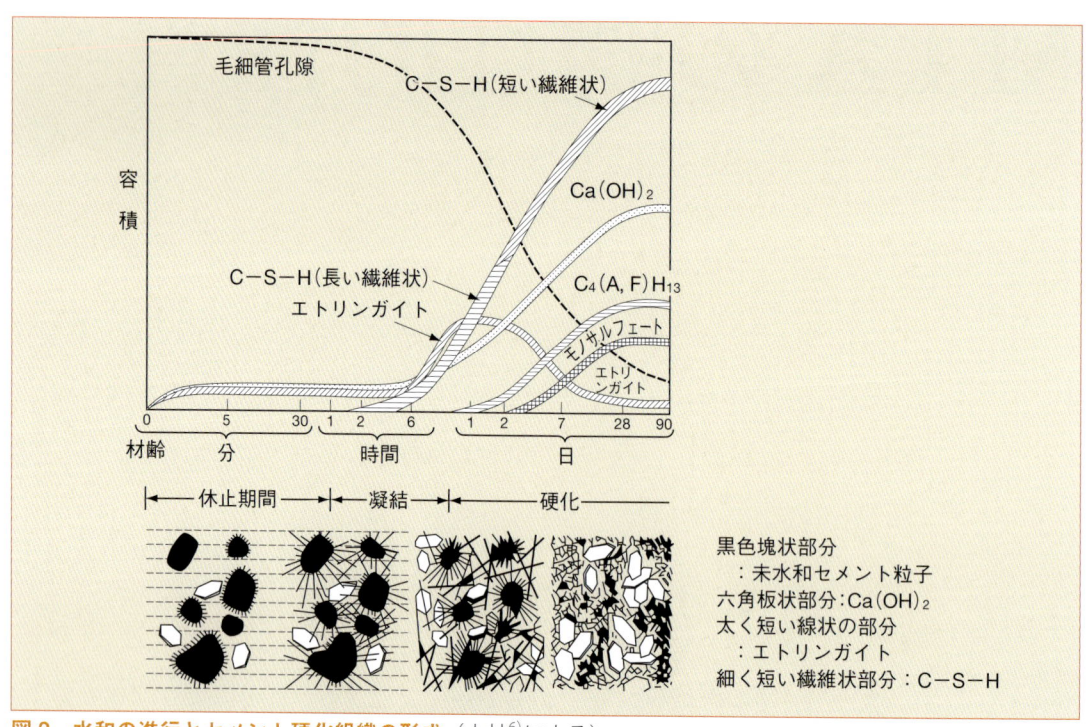

図2 水和の進行とセメント硬化組織の形成（小林[6]による）

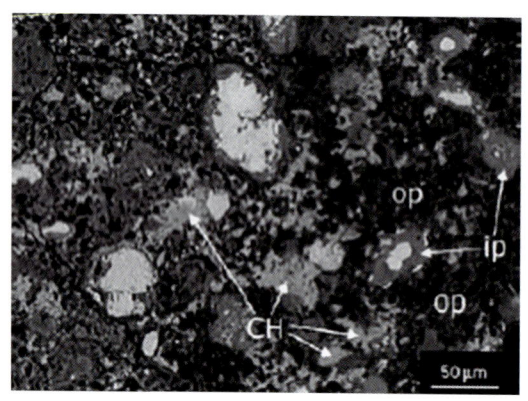

図3 水和した白PCのSEM写真（Camilleri[7]による）
　大きな白い粒子はケイ酸カルシウム．周辺から水和が進行している（ip）．
op：粒子外の水和物，C-S-Hであろう．

ンは$Ca(OH)_2$として析出される．また，アルミネート（C_3A）は石膏の溶解によって供給される硫酸イオンと水分子と反応してエトリンガイト（AFt）を生成する．エトリンガイトは後にモノサルフェート（AFm）に転化する．

　水和物粒子は互いに結びつき，徐々にPCペーストの流動性を低下させて，さらに時間が経過するとPC粒子間の空隙を水和物が充填して硬化が始まる（図3）．粒子間の結合は，分子間引力や水素結合などで保持されていると考えているが，C-S-HはCa

(OH)$_2$と異なり0.1 μm以下の微細な結晶であり，単位体積あたりの粒子同士の接合面積が著しく大きいので，高い結合力を発揮し，硬化体の強度を発現する．

また，水和は結晶の表層から内部に進む．

MTAの硬化機構

Camilleri[7]によれば，WMTAはアルミネートを含まないため，PCの水和時に認められるエトリンガイト，モノサルフェートを作らない．また，酸化ビスマスはC-S-Hの構造の一部をなし，水酸化カルシウムの析出に影響を及ぼす．また，WMTAでは空隙が多く認められる（図4）．その結果として，WMTAの微細構造はPCよりも脆弱であるようである．

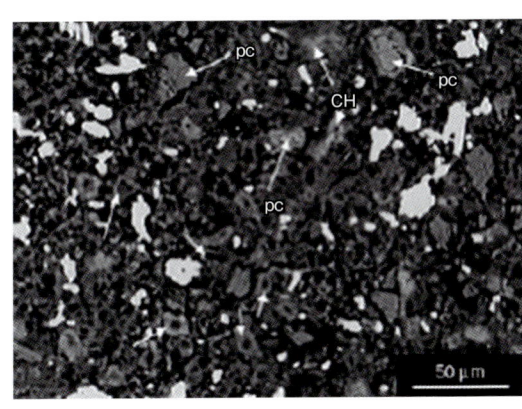

図4 WMTAの水和（Camilleri[7]による）
CH：水酸化カルシウム．pc：水和していないセメント粒子．
　水和した縁取りが認められるが，その中に水和していない構造物が存在せず空隙となっている．これは，標本作成時に脱落したものであるかもしれないが，PCでは認められなかった（図3）．

Camilleri[11]は，WMTAを水中に5週間保管し，WMTAの表層からの溶脱を調べている（図5，6）．Camilleriによれば，WMTAの水和機構はPCとは異なる．WMTAにおいて酸化ビスマスはC-S-Hと結合しているが，C-S-Hが分解するに伴って溶脱する．WMTAは水酸化カルシウムおよび分解したC-S-Hからカルシウムイオンを生成する．その量は経時的に減少する．

臨床で，水で練ったままのMTAを練板の上に置いておくと，しばらくしてぼそぼそになり乾いてしまうので，また，水を追加して練り直すというようなことを経験すると思う．練ったMTAをそのまま空気中に放置して硬化させると，硬くはなるが少し押す

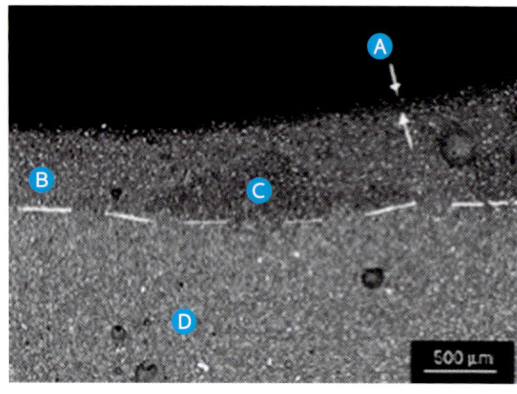

図5　溶脱したWMTAペレットの表層付近（Camilleri[11]による）
Ⓐ 高度に多孔性の層（厚さ約1mm）
Ⓑ ⒶとⒹの中間の多孔性の層
Ⓒ 溶脱したペレットの「レンズ」
Ⓓ ペレットの大部分を構成する緻密な層

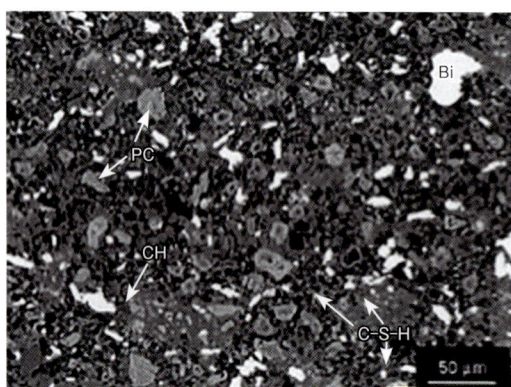

図6　溶脱したWMTAペレットの表層から1mmの部分（図5のⒹに相当）
CH：低レベルの水酸化カルシウム
Bi：酸化ビスマス
PC：水和していないセメント粒子
C–S–H：ケイ酸カルシウム水和物

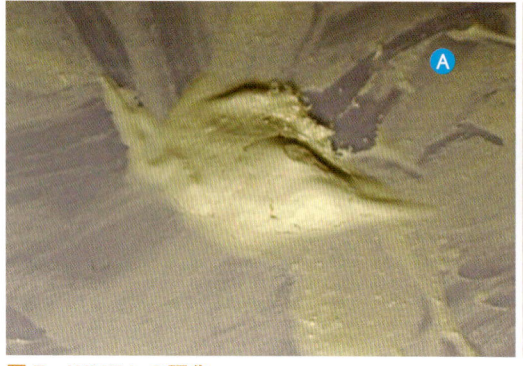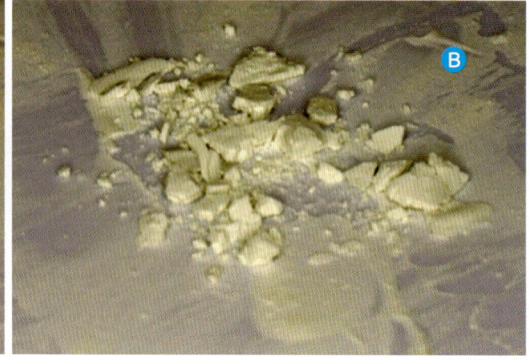

図7　WMTAの硬化
Ⓐ 練和したものをそのまま空気中で硬化させる．一見，しっかり硬化しているようにみえる．
Ⓑ エバンスで切ると粉々に砕ける．

とばらばらに砕けてしまう（図7）．これでは，ちょっとした圧力の変化に耐えられない．このことは，ゲル水の不足によるものと思われる．

　よく湿度100％の環境下で保管したとする報告も多い．しかし，湿度100％でもゲル水は不足するようで，水を含ませた小綿球を置いたものよりは水和は不十分である（図8）．ゲル水となるためには，空気中の気体の水（水蒸気）ではなく，液体の水がMTA

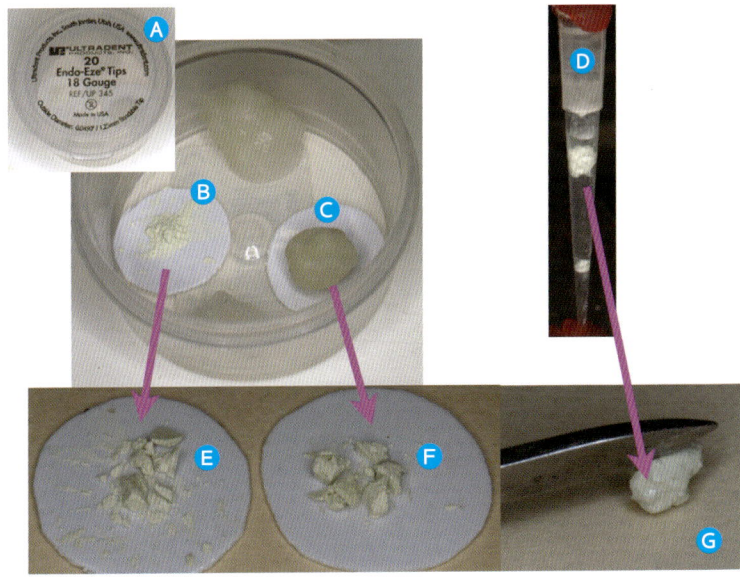

図8 MTAの硬化
　同時に練ったWMTAを3つに分け，硬化環境を変えて硬化させた．
- Ⓐ 湿度100%を維持するためのプラスティック容器．容器内に水を含ませた綿球を置いた．
- Ⓑ，Ⓒ 2つの試料を入れて蓋をし，3日後にテストした．
- Ⓑ 練ったWMTAを湿度100%で硬化させた．
- Ⓒ 練ったWMTAの上に，水を含ませた小綿球を置いた．
- Ⓓ 水中に練ったWMATを落とした．
- Ⓔ 3日後，表面はやや乾いてみえる．エバンスで細かく切ると，未硬化の粉末が少し出てくる．
- Ⓕ 3日後．Ⓔよりやや硬い．Ⓔより硬化が進んでいるようにみえる．
- Ⓖ 3日後，エバンスで切ることができないくらい硬化が進んでいる．

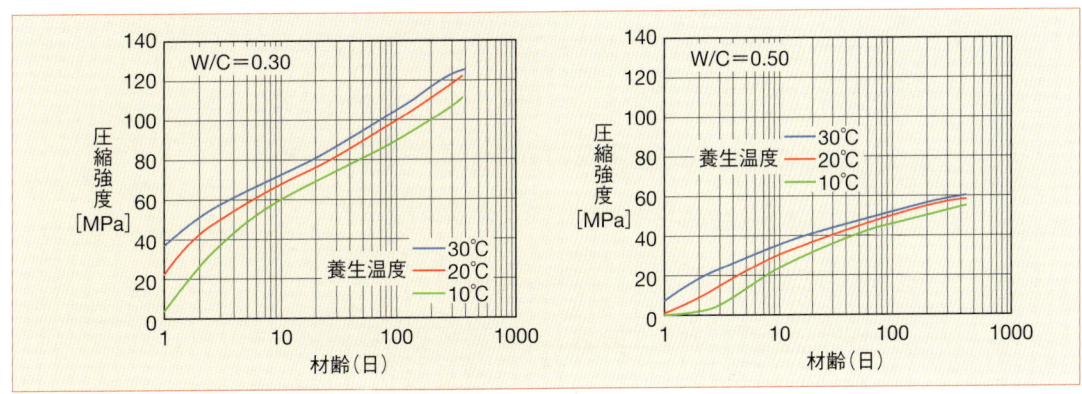

図9 解析モデルによるコンクリートの強度発現（石田[15]による）
　水和は非常に長い時間にわたって進行する．混水比の低いもの（左図）は，水和の進行は遅いが，混水比の高いもの（右図）よりも圧縮強度はずっと大きくなる．

の表面に直接接触することが必要とされるようである．また，水中で硬化させるとごく初期には表層のMTAが流出する（wash-out）が，その後は硬化がしっかりと進む．事実，工業的にはPCの強度試験は水中で硬化させたものを用いるようである[6]．

1) MTAの混水比の硬化に与える影響

混水比は低いほうが，物理的性質はよくなる[6]（図9）．

また，混水比が高いと溶解性が増し，気泡が多くなる[17,18]といわれている．

充塡時に問題になるのが混水比で，MTA硬化のためには，そのほかに養生としての水が必要になる．

混水比が低いとへら状の小器具には付きにくくなる．混水比が高いと窩洞外に流れやすくなる．

MTAは，適度の混水比で練和し，的確にコンデンスした後に，十分な水を置かないと，しっかり硬化しない．また，コンデンス不足で硬化後に気泡が多くなることも多い．

2）MTAの硬化時間

通常の粉液比は，3：1（滅菌精製水）である[19]．そのときの平均硬化時間は165±5分（2時間45分）と報告されている[20]．GMTAは初期および最終硬化時間がWMTAより長い[21,22]．WMTAの硬化時間がポートランドセメントより長いのは，硫黄，ケイ酸三カルシウムがPCより少ないことによる[23]．NWMTA（ナノ粒子のWMTA）では，粒子を細かくして表面積を増したので，硬化時間の短縮，microhardness（微小硬度）の増加が酸性環境下でも観察されたと報告されている[24]．

MTAの硬化時間といっているのは初期硬化（凝結）時間（図2参照）であり，その後，本格的に水和が進行し強度が増大する．

工業用セメントでは，硬化は半年くらいまで進行するといわれている[6]（図9）．

3）MTAの硬化膨張

MTAは硬化膨張する．硬化膨張の大きさはGMTAのほうがWMTAより大きい[25]．また，MTAの接する溶液（水かHBSS（ハンクの緩衝液）か）によっても若干異なると報告されている[25]（図10）．

MTAが硬化膨張すると，歯質に亀裂が生じないか，硬化したMTAが剝がれないかといったことが心配になるが，今のところそういった報告はない．

工業的にはPCは収縮することが問題であるのだが，MTAが膨張するのはなぜであろうか．たぶん組成の違いによるのであろう．

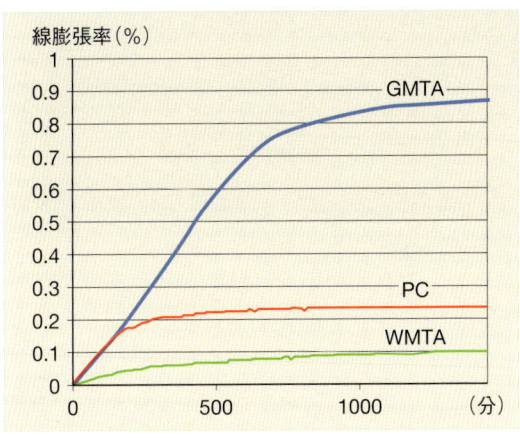

図10 MTA の硬化膨張（Storm ら[25]による）

COLUMN セメントはなぜ固まるのか （藤原ら[16]による）

水で練ったセメントは，初めは軟らかく，自由に形が変えられる流動性をもっているが，時間が経つにつれて流動性がなくなり，硬くなってゆく．それは，セメント粒子と水分が化学的に結合する反応，つまり水和反応が生じた結果，水和物が形成されたためである．セメント粒子周辺に生成した，この水和物は，粒子相互を結びつけ，流動性を徐々に低下させてゆく．これが凝結にあたる．さらに時間が経過すると，セメント粒子の間が水和物で充填され，いわゆる硬化が進むわけである．水和物の結合力は，セメントゲルとよばれる微細結晶が発揮するエネルギー（分子間引力）や水素結合で保持される．水和は，時間とともに，セメント粒子表面から未水和のセメント粒子内部へと進んでゆく．

セメントが完全に水和するのに必要な水分はセメント重量の約25%であるが，これ以外にも粒子間の結合に役立つゲル水として，やはりセメント重量の約15%が必要で，合計約40%が強度発現に関与することになる．練り混ぜてすぐに乾かしてしまったのでは，水和に必要な水が不足して，セメントペーストは十分に固まらない．セメントは乾いて固まるわけではない．

コンクリートの養生

建築現場では，コンクリートを打った後十分に硬化するまで，養生といって水分，温度の管理をする．暑い季節には水を散布するのが普通である．

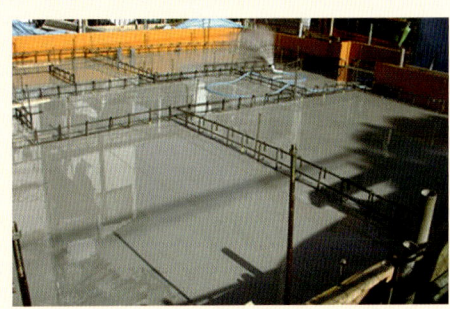

図A コンクリートの養生
この図の場合は，プールのようになるまで30分水をまいたという．

強度に与える養生の影響[6]

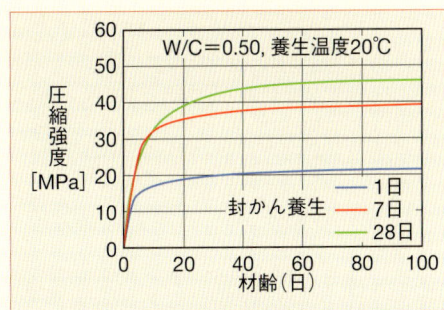

図B 強度に与える養生の影響（石田[15]による）
水セメント比50%で練和したものを，ラッピングフィルムで覆い，養生した．ラッピングフィルムを1日で外したもの，7日で外したもの，28日まで外さなかったものの圧縮強度をシミュレーションした．セメント硬化のためには，内部に十分な水分が保持（養生）されることが必要であることがよくわかる．

4）MTAの硬化に及ぼす組織液・血液の影響

　MTAの充填物の一方は必ず，組織液，血液，唾液，などに接する．具体的には，穿孔部，外科的処置の場合には血液，根管充填では組織液に接することが多い．したがって，混水比の高い（水の多い）泥状の練和物ではすぐに窩洞から流出してしまう．特に，外科処置に際し，止血が不十分だとその恐れが強い．そこで，そのような条件下でも，しっかりと硬化し必要な強度が得られることが求められる．

　Nagasら[26]は，①ペーパーポイントで吸水した後にエタノールで乾燥したもの，②ペーパーポイントでペーパポイントに水分が認められなくなるまで水分を吸収したもの，③バキュームで吸引した後，ペーパポイントで1回水分を吸収したもの，④根管内を濡れたままにしたもの，の4種の湿潤状態で各種のシーラーとObturaⅡを用いて根管充填した（37℃，湿度100％で保管）．1週間後に，歯を1mmの厚さスライスし，押し出し強度を比較した．その結果，iRoot SP＞AH plus＞MTA Fillapex≒Epiphanyであった（図11）．MTA Fillapexでは上記③のやや湿潤のものが最強であった．

　Nekoofarら[27]は，GMTAあるいは歯冠色のMTA（WMTAのことか？：筆者注）をテフロン製のモールドに充填し，①水で混和し，水中に保存，②水で混和し，血液中に保存，③血液で混和し，血液中に保存，の3種の条件下で実験を行った．4日後に圧縮強さを測定したところ，血液にさらされると圧縮強度が減少し，血液で混和すると，さらに強度が低下したと報告している（図12）．

　また，血液で練和すると気泡が多いと報告されている[28]（図13）．

5）MTAの硬化に及ぼす硬化促進剤の影響

　MTAでよく使われるのは，2％塩化カルシウムである．メチルセルロースを混ぜることもある[29]．WMTAに塩化カルシウムを混ぜると，混和直後に急激なpHの上昇をみたとの報告もある[30]．この過剰なカルシウムイオンの放出は細胞に悪影響を生じる可能性があると報告されている[30]．また，リン酸水素二ナトリウム（Na_2HPO_4）の使用も報告されている[31]．

　一般的には，硬化促進剤の使用は，MTAの物性を低下させ，生体親和性を低下させることもあるので，使用には注意が必要とされる．

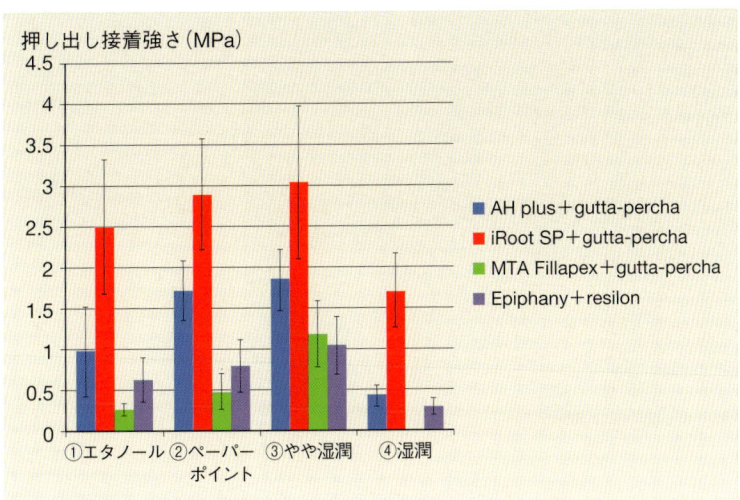

図11 根管内の湿潤状態とMTAシーラーの押し出し強度（Nagasら[26]による）
iRoot SP，MTA Fillapexについては，表5参照．

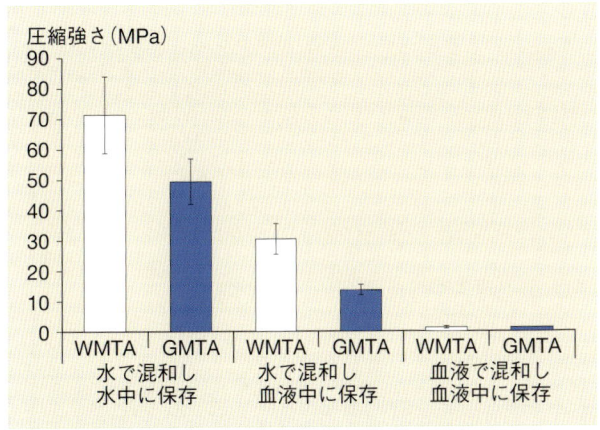

図12 血液による汚染とMTAの圧縮強度（Nekoofarら[27]による）
酸性環境で阻害される．

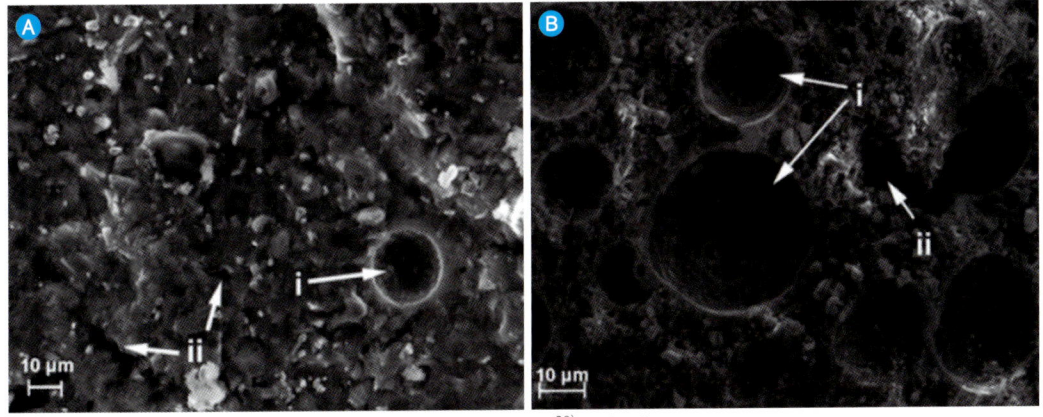

図13 血液のMTAに与える影響（SEM像，Nekoofarら[28]による）
Ⓐ 水で練和．
Ⓑ 50％のヒト血液で練和． Ⓑのほうが孔（気泡）が多い．
i：孔，ii：微小導管（microchannel）
　微小導管は，セメントの硬化に大きな影響を及ぼす（必要である）といわれる．また，この論文では，100％の血液で練ると水酸化カルシウムができないと述べている．

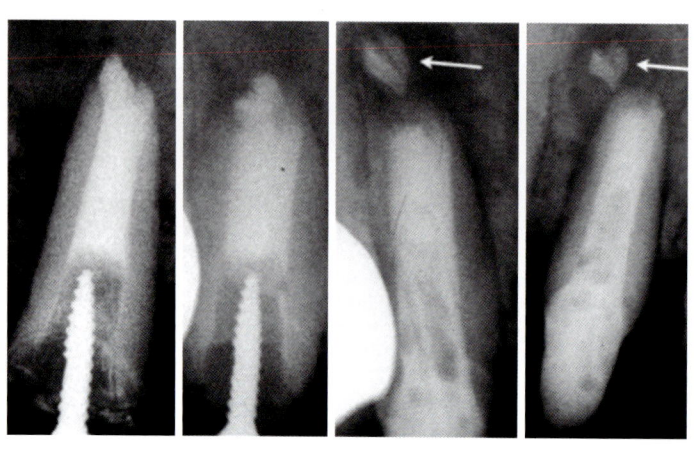

図14　MTAの吸収（MTAによる根管充塡症例）
　左より根管充塡直後，1カ月後，2カ月後，9カ月後．←は分離したMTA．

❷ MTAの溶解性

　溶解性というのは，溶媒（組織液）の中に溶質中の可溶性の成分が解け出すことが本来の意味であるが，MTAの場合には，硬化が不十分だったMTAの水和物から，小さな粒子が分離し，剝離・脱落する（溶脱）ものも含まれることがあるので注意を要する．後者は，実験的に重量測定によって結果を出す場合に混入しやすい．臨床でのエックス線写真においては，生体組織による異物処理によって吸収されることもあるため，本当に溶解したものなのかの判断は難しい．

　MTAは，初期には少し溶解して治癒促進作用（組織のpHをややアルカリに傾ける，石灰化を促進する，抗菌作用を維持する，など）をもつことが望ましいが，長期的にみた場合には，除去しきれなかった細菌をentomb（埋入）し，コロナルリーケージを防ぐだけの封鎖性を保つことが望ましい．臨床的にはMTAで根尖孔を封鎖した症例で，MTAのコンデンスが悪かったためか，比較的短期間に造影性が低下したり，気泡がみえてきたりする症例（図14）を経験しており気になっているが，海外でもそういった報告はない．これから出てくるかもしれない．

　GMTAのほうがWMTAよりも溶解性が低い[22]．高い混水比は，多孔性，溶解性を高め[17]，高いカルシウムの放出を起こす．非溶解性の酸化ビスマスは溶解性を減少させる[7]（前述したように酸性環境下では酸化ビスマスが溶出する），などの報告がある．

　固体の溶解性（定義）とは，与えられた溶質中に溶解した量とされる．

　実験として，MTAの重量が測定されることがあるが，重量測定にはMTAの粒子が剝

表6 各種セメントの溶解性（Pojjioら[32]による）

	24時間後（%）	2カ月後（%）	
IRM	0.65	1.01	ZnO 80%，メチルメタクリレート
ProRoot	0.7	0.91	MTA
Superseal	0.23	0.4	イタリア製のEBA
Argoseal	0.97	1.5	イタリア製のユージノール系シーラー

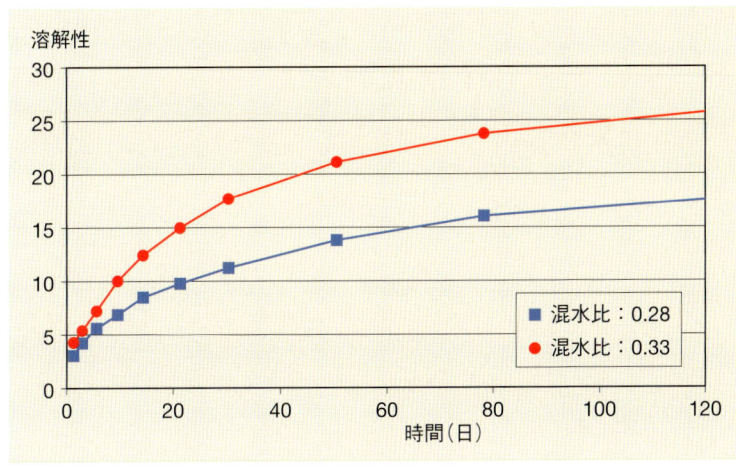

図15 累積溶解性（%）（Fridlandら[18]による）
混水比0.28のほうが混水比0.33のものより溶解性が小さい．

がれて落ちる（溶脱）と重量が減少し，被測定物（MTA）が水を吸収すると重量が増加するという問題点が指摘されている[1]．

また，浸漬時間，MTAの種類，粉液比に影響を受け，実験条件がさまざまであるので，実験間の比較ができない[1]，とも指摘されている．

表6に示した研究では，MTA（ProRoot）の重量は24時間で0.7%，2カ月で0.91%減少しており，他のシーラーと比較してもそれほど大きくない．

しかし，Fridlandら[18]の研究では，120日で25%以上の溶解を示している（図15）．累積の乾燥重量で1/4近くが溶解してしまうというのは考えにくい．練和後金属製の鋳型に詰め，37℃湿度100%の状態に21時間保ってから，105℃の乾燥器で重量が一定になるまで乾燥し．湿度10%のデシケーター中に保管してから短時間で重量測定している（初期重量）．Fridlandらは自由水の除去のためとして乾燥しているが，この操作はゲル水の除去あるいは養生の中断を意味する（21時間で水和の進行を停止させたことになる）．その状態で，鋳型ごと水中に浸漬し，1，2，5，9，14，21，30，50，あるいは78日後に取り出し，水で表面を洗い流してから（この操作で水和不十分なMTAが

剥がれ落ちる）乾燥し，鋳型に詰められたMTAの重量を測定している．また，鋳型は直径20 mm（臨床的には考えられないような大きさ），深さ2 mmとのことなので，非常に水中に溶出しやすい，あるいは剥がれ落ちやすい条件下であったように思われる．

また，この論文では，この溶解性が長期にわたる高いpHの維持を保証するので，apexificationなどにおいても水酸化カルシウムよりも優れているとしているのには，疑問が残る．これだけ溶解性が高いと封鎖材として使うことはできない．

Pojjioら[32]の研究（表6）では，MTA自体ではなく，水中に溶脱した成分の重量測定をしているので，MTA自体をオーブンで加熱することはなかった．MTAの水和は正常に進行し，溶脱は少なかったと思われる．約1％というPojjioらの値のほうが，より実際に近いといわれている．

3 MTAの強度

1）圧縮強度

練和後，乾燥状態で保管されると，圧縮強度は低下する．湿潤状態で保管したものは，2～7日後に測定したもののほうが，4時間後に測定したものよりも圧縮強度が大きかった[33]．

MTAの24時間後の圧縮強度は有意に，アマルガム，IRM，スーパーEBAよりも小さかった．しかし，3週間後には，IRM，スーパーEBAと差がなかった[20]．

WMTAの圧縮強度は，リン酸（37％）でエッチングされると有意に低下するので，酸エッチングのコンポジットレジン修復は少なくとも4日以上たってから行ったほうがよい[34]．

2）曲げ強度

MTA試験片の両側を湿潤状態にしたもののほうが，片側を湿潤状態にしたものよりも，24時間後に曲げ強度が大きかった[35]（表7）．両側を湿潤状態にしたもののほうが，水和が試験片の中央部にまで進行しやすかったものと思われる．

表7　MTAの硬化条件による曲げ強さ
（Walker[35]らによる）

条件（N=10）	曲げ強さ（MPa）
24時間両側を湿潤	14.27±1.96
24時間片側を湿潤	10.77±1.44
72時間両側を湿潤	11.16±0.96
72時間片側を湿潤	11.18±0.99

表8　シーラーの押し出し強度
（Sagsenら[36]による）

	歯冠側	中間部	根尖側（MPa）
AH Plus	1.9±0.55	2.9±1.1	2.9±1
I Root SP	1.52±0.53	2.58±1.25	2.6±2.347
MTA Fillapex	0.8±0.55	1.37±1	0.6±0.38

MTA系のシーラーを用いた歯は，湿度100%で7日間保管してから実験した．

3）押し出し強度

Sagsenら[36]は，抜去歯においてAH Plusと2種のMTA系のシーラーを用い側方加圧根管充填した歯から切片を作り，押し出し（push-out）強さ（ガッタパーチャポイントと根管壁の接着強さ）を測定した（表8）．I Root SPはAH Plusに近い押し出し強度を示したが，MTA Fillapexの押し出し強度は低かった．

4　MTAの接着力

接着力は強くないので，ポストの接着剤としては使えない[37]．

5　MTAのpH

MTAの練和後のpHは10.2であり，3時間後に12.5になる[18]．

MTAの高いpHは，溶出する水酸化カルシウムによる．

6　MTAのエックス線不透過性

MTAのエックス線不透過性は，7.17 mmアルミニウム等量であり，スーパーEBA，IRMより高い[20]．また，WMTAのほうがGMTAよりも，ややエックス線不透過性が高い[21, 22]．

エックス線不透過性（造影性）はなくては困るが，あまり造影性を増そうとすると，MTA自体の物性が劣化する恐れがあるので，現在くらいの造影性で特に筆者に不満はない．また，MTAの場合には，手技の問題から，気泡の多い不完全な充填になりやすい

逆根管充塡材	相対エックス線不透過性（mmAl）
MTA	1.75
フジアイオノマー	2.1
キャビット G	4.4
スーパー EBA	4.6
IRM	5
銀アマルガム	13
ガッタパーチャ	7.25

表9　逆根管充塡材の相対エックス線不透過性
（Tagger ら[38]による）
　この研究では，Torabinejad ら[20]の研究より MTA が小さい値を示している．

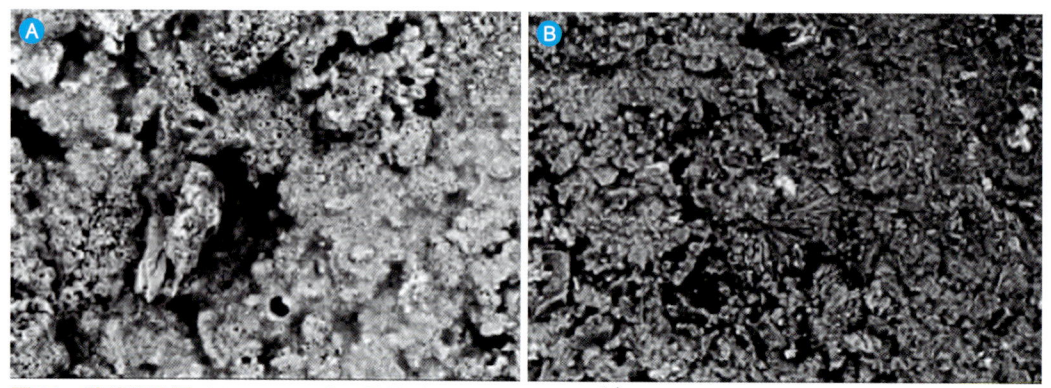

図16　酸性環境下での MTA の表面形状（Saghiri1 らによる[24]，SEM 像）
Ⓐ 酸性環境下での WMTA
Ⓑ 酸性環境下での NWMTA（ナノ粒子の WMTA）

ので，手技の不備がわかりやすい，現在くらいの造影性でよいと思う（造影性が高いと上手に充塡できているようにみえやすい）．Tagger ら[38]のデータを表9に示す．

7　MTA の粒子の大きさ

WMTA＜GMTA≒PC である[39]．

WMTA のほうが GMTA より，粒子が小さく均質であるので，初期の強度が高く，操作性がよい．実際，WMTA のほうが練ったときにより滑らかな感じがする．

酸性環境下でも，粒子が小さいほうが不均一な多孔性を示さなくなる[22]．最近は，ナノ粒子のものが増えてきた（表5，図16）．

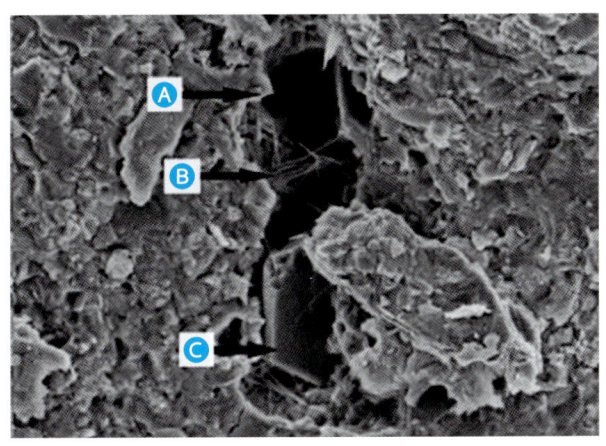

図17 pH4.4にさらされた標本のSEM像
（Namazikhah ら[40]）
Ⓐ microchannel の横断像，Ⓑ 針状結晶の形成，
Ⓒ 層板状の結晶の形成．

8 MTAの多孔性

MTAの多孔性は，混水比，混和時に混入する気泡，環境の酸性度に影響される[17,19,40-42]．混水比が高く，酸性度が高い（図17）と多孔性になる．

酸化ビスマスの含有量を増やすと（0～40％），気泡が増え（15～31％），圧縮強度は減少（82.1～28.7 MPa）した[39]．

9 MTAの微小硬度 (microhardness，微小部分の硬度)

MTAの微小硬度は，酸性環境下（図17）で低下する[40,42]．酸性の環境は，立方体結晶の間のスペースでの針状結晶の成長を妨げ，針状結晶が存在しないことが微小硬度の低下を招く[42]．MTAの厚さ（5 mmの厚さのMTAのほうが，2 mmの厚さのものよりも硬度が高かった[43]），大きな充塡圧は微小硬度の低下を招く[44]，混入した空気の量，湿度，EDTAおよび酸エッチングは微小硬度の低下を招く[34,45]，温度，などによって影響を受ける．

10 MTAの漏洩

1）逆根管充填材としてのMTAの漏洩

(1) 色素を用いた研究

大部分の研究により，色素漏洩性においてMTAは，スーパーEBA，アマルガム，IRMよりも優れていると報告されている[2,46]．

漏洩試験に影響を与える要因としては，象牙質の状態，色素のpH，色素の種類，キレート剤の前処置，実験前の歯の保存環境，漏洩試験に供する前のMTAの硬化状態，などがある．

(2) Fluid infiltration（溶液の移動量測定）による研究

この方法によって，逆根管充填材としてMTAは他の材料と同等か，それより優れていることが示されている[47]．

(3) 細菌の透過（penetration）による研究

*Staphylococcus epidermidis*を用いた研究（90日）でMTAはスーパーEBA，アマルガム，IRMよりも優れていたと報告されている[48]．

2）穿孔修復材（perforation repair material）としてのMTAの漏洩

(1) Fluid infiltrationによる研究

WMTAにおいて，MTAD（Trabidejadらが開発したテトラサイクリン，クエン酸を含む根管洗浄液）あるいはEDTAで洗浄すると，ヒポクロリットのみの洗浄の場合あるいは洗浄しない場合と比較し漏洩が大きかった[49]．また，別の研究はMTADと接触するとMTAは部分的に溶解すると報告している[50]．

(2) 細菌の透過による研究

*Fusobacterium nucleatum*を用いた研究で，MTAはアマルガムよりも優れていたと報告されている[51]．

3）根尖封鎖材としてのMTAの漏洩

根尖の大きく開いた歯の根尖封鎖材（根管充填材）としてMTAの細菌通過性の評価

では，細菌の種類，MTAの充填方法，漏洩の評価方法，MTAの厚さ，実験期間などの要因に影響を受ける[52-55]．

Al-Kahtaniら[53]は，根尖を2mm切断した後，根尖孔を大きく（#50）形成した歯で，*Actinomyces viscosus* の通過（70日）を調べた．2mmと5mmの根管充填（順方向から）では，5mmの長さの充填は漏洩がなかったが，2mmのほうには漏洩が認められた．

4）根管充填材としてのMTAの漏洩

MTAによる根管充填には，長さのコントロールが難しい，気泡が入りやすい，有効なMTA溶解剤がない，などの限界がある[2]．

根尖3mmを切除した抜去歯の9mmの根管をWMTAで充填したところ．4時間後よりも2〜7日のもののほうが有意に細菌の通過が少なかった[56]．

11 MTAの辺縁適合性（図18）

多くの研究により，MTAの辺縁適合性はスーパーEBA，アマルガム，IRMよりも優れていると報告されている[57,58]．

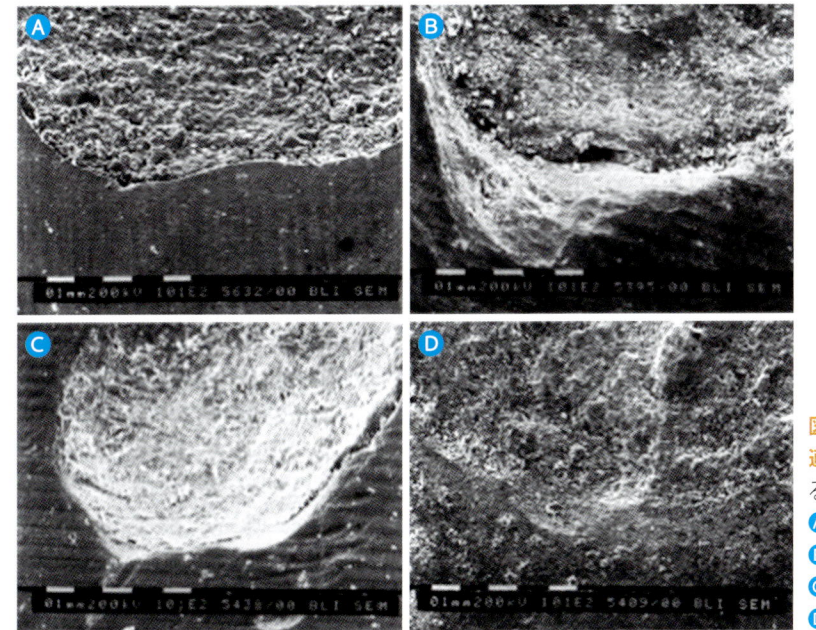

図18 根尖切断面での辺縁適合性（Trabinejadら[57]による）
Ⓐ アマルガム
Ⓑ スーパーEBA
Ⓒ IRM
Ⓓ MTA

Ⅳ Clinical Application of MTA
Biocompatibility of MTA

MTA の生体親和性
（biocompatibility）

膨大な報告があるが，メタ分析により，MTA の生体活性は，スーパー EBA，アマルガム，IRM よりも優れていると報告されている[2]．

1 変異原性（mutagenicity）

Kettering ら[59]は，*Salmonella typhimurium* LT-2 を用いた研究で，MTA に変異原性はないとしている．

2 細胞培養（cell cultures）

形態観察，剥離細胞数，アルカリフォスファターゼ活性，SEM 観察，蛍光観察，生存細胞数，などが評価される[2]．非常に多くの研究で，MTA は歯科で使われる材料のなかで最も細胞毒性が低いと報告されている．

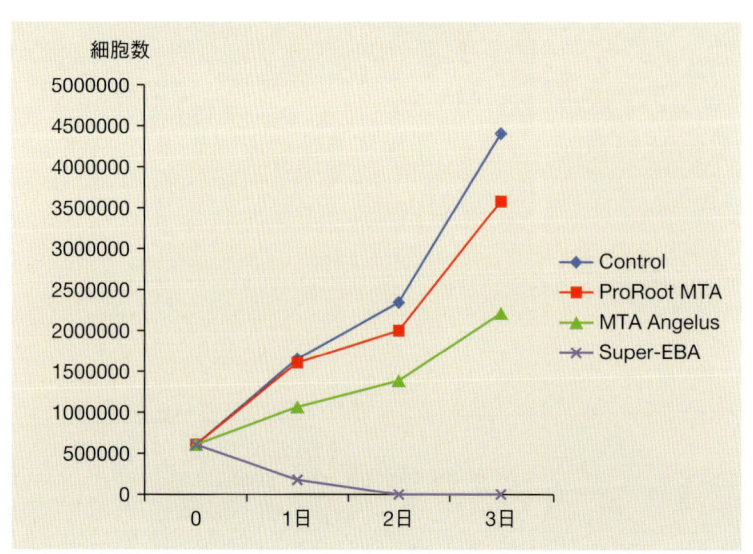

図19　成長曲線（細胞の増殖を表す）（Samara ら[62]による）

Trabinejad ら[60]は，硬化した MTA とアマルガムはスーパー EBA，IRM よりも細胞毒性が低いと報告している．MTA のほうが，IRM よりも細胞毒性が低かった[61]，細胞毒性は，MTA，AMTA，スーパー EBA の順に低かった[62]（図 19），などの研究がある．また，Sealapex，RealSeal SE，Pulp Canal Sealer EWT，MTA Fillapex のすべてに高い細胞毒性が認められた[63]．細胞毒性は AH Plus のほうが MTA Fillapex よりも低かった，などの研究もある[64]．

V Clinical Application of MTA
Biomineralization of MTA

MTAの石灰化能
（biomineralization，ハイドロキシアパタイトの析出）

　MTAはリン酸緩衝液と接すると，MTAから析出した水酸化カルシウムなどからハイドロキシアパタイト（HAと略）を作る．組織中では，HAはコラーゲンをマトリックスとし象牙質あるいはセメント質を誘導する[65]．根管内では，HAはMTAと象牙質の間の隙間を埋め[66,67]，象牙質を膨張させ[65]，象牙細管内を石灰化させ[67]，根管の封鎖をより強固なものとする（図20，21），などの報告がある．

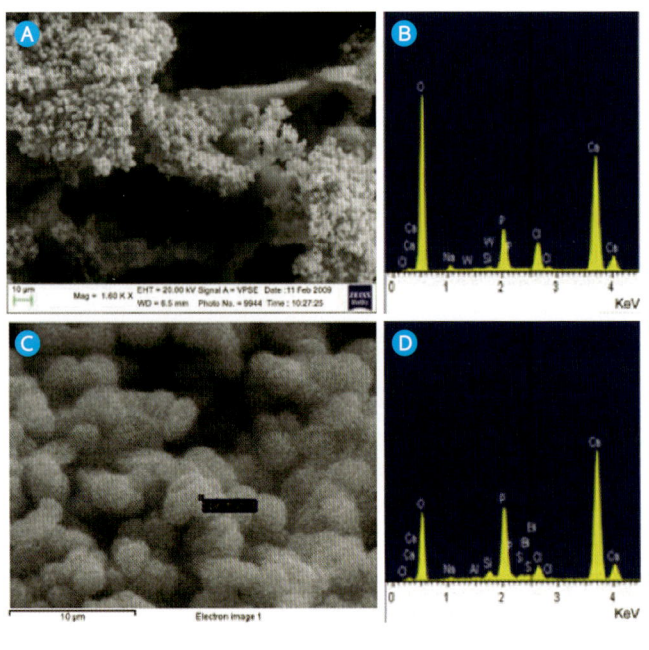

図20　DPBS中に7日保管されたMTA
（Gandolfiら[66]による）
- Ⓐ MTAの表面はアパタイトの小球の層で覆われている．
- Ⓑ EDXはCa，P，O，ClのピークとNaの痕跡を示している．
- Ⓒ 強拡大．アパタイトの0.5〜2μmの小球群が明らかである．
- Ⓓ 正確なEDXはCa，Pのピークを示している．

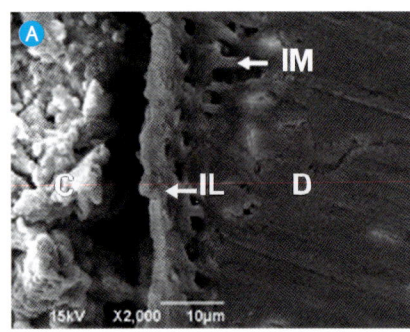 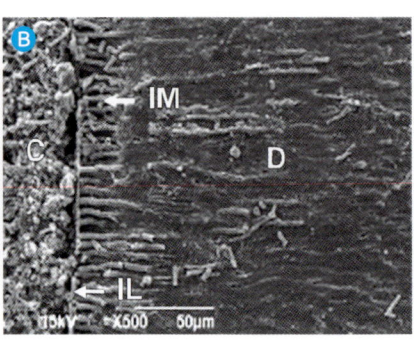

図21　MTABioと象牙質の境界面
（Dregerら[67]による）
Ⓐは30日，Ⓑは90日
C：MTABio，D：象牙質，IM：象牙細管内の石灰化，IL：境界面
MTA Bio：Angelus社の試作MTA

Ⅵ Clinical Application of MTA
Discoloration of Tooth with MTA

MTAによる歯質の変色

　臨床的，基礎的に，GMTA充塡後の歯質の変色，歯肉の変色[68]が報告されている（図22）．部位によっては，審美性を著しく害する[69]ので，WMATが開発されたものと思われる．

　Grey AMTAおよびWhite AMTAは，抜去大臼歯において明度の減少，赤色，黄色の減少を示した[70]（3カ月，図23）．

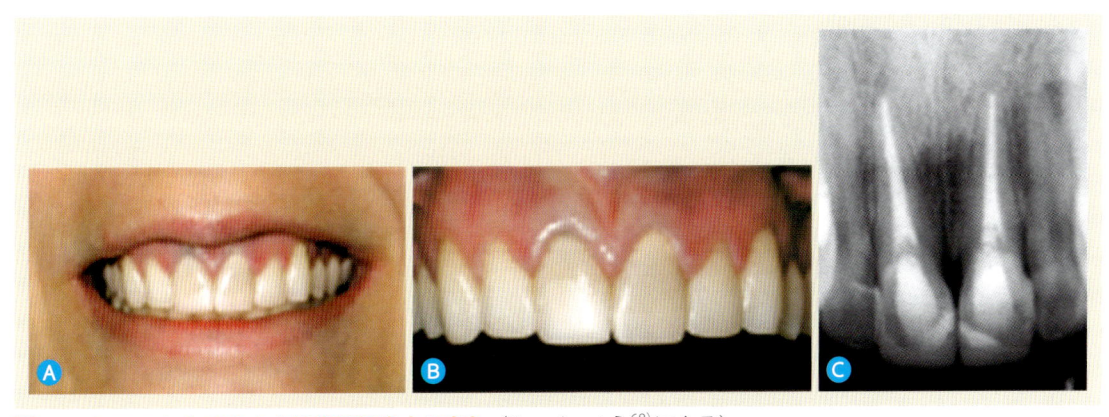

図22　GMTAによる右上中切歯辺縁歯肉の変色（Bortoluzziら[68]による）

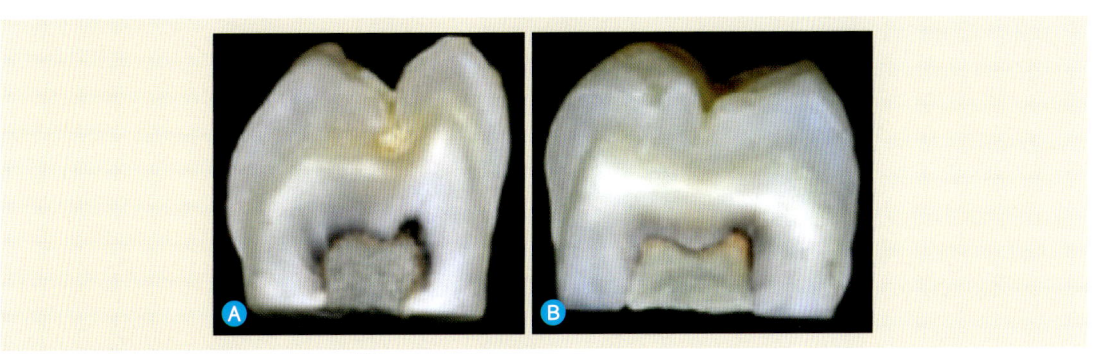

図23　歯冠象牙質の変色（Ioannidis[70]らによる）
Ⓐ Grey AMTA：象牙質の暗青色の変色．歯冠象牙質に接した部分のオレンジ色の変色．
Ⓑ White AMTA：象牙質の灰青色の変色．歯冠象牙質に接した部分のオレンジ色の変色．

《文献》

1 MTAとは

1) Parirokh M, Torabinejad M. Mineral trioxide aggregate : A comprehensive literature review-Part 1 : Chemical, physical, and antibacterial properties. J Endod 2010 ; 36 : 16-27.
2) Torabinejad M, Parirokh M. Mineral trioxide aggregate : A comprehensive literature review-Part 2 : Leakage and biocompatibility investigations. J Endod 2010 ; 36 : 190-202.
3) Parirokh M, Torabinejad M. Mineral trioxide aggregate : A comprehensive literature review-Part 3 : Clinical applications, drawbacks, and mechanism of action. J Endod 2010 ; 36 : 400-13.

2 MTAの組成

4) Song JS, Mante FK, Romanow WJ, Kim S. Chemical analysis of powder and set forms of Portland cement, gray ProRoot MTA, white ProRoot MTA, and gray MTA-Angelus. Oral Surg Oral Med Oral Pathol Oral Radiol Endod 2006 ; 102 : 809-15.
5) Islam I, Chng HK, Yap AU. X-ray diffraction analysis of mineral trioxide aggregate and portland cement. Int Endod J 2006 ; 39 : 220-5.
6) 小林一輔. 最新コンクリート工学. 第5版：森北出版，東京，2010.
7) Camilleri J. Hydration mechanisms of mineral trioxide aggregate. Int Endod J 2007 ; 40 : 462-70.
8) Camilleri J, Montesin FE, Papaioannou S, McDonald F, Pitt Ford TR. Biocompatibility of two commercial forms of mineral trioxide aggregate. Int Endod J 2004 ; 37 : 699-704.
9) Camilleri J, Montesin FE, Brady K, Sweeney R, Curtis RV, Ford TR. The constitution of mineral trioxide aggregate. Dent Mater 2005 ; 21 : 297-303.
10) Oliveira1 IR, Pandolfelli VC, Jacobovitz M. Chemical, physical and mechanical properties of a novel calcium aluminate endodontic cement. Int Endod J 2010 ; 43 : 1069-76.
11) Camilleri J. Characterization of hydration products of mineral trioxide aggregates. Int Endod J 2008 ; 41 : 408-17.
12) Asgary S, Eghbal MJ, Parirokh M, Ghoddusi J, Kheirieh S, Brink F. Comparison of mineral trioxide aggregate's composition with Portland cements and a new endodontic cement. J Endod 2009 ; 35 : 243-50.
13) Shokouhinejad N, Nekoofar MH, Razmi H, Sajadi S, Davies TE, Saghiri MA, Gorjestani H,. Dummer PMH. Bioactivity of EndoSequence root repair material and Bioaggregate. Int Endod J 2012 ; 45 : 1-8.
14) Scelza1 MZ, Linhares AB, da Silva LE, Granjeiro JM, Alves GG. A multiparametric assay to compare the cytotoxicity of endodontic sealers with primary human osteoblasts.. Int Endod J 2012 ; 45 : 12-8.

3 MTAの物理的性質

15) 石田哲也. マンガでわかるコンクリート：オーム社，東京，2011.
16) 藤原忠司，長谷川寿夫，宮川豊章，河合 徹編著. コンクリートの話 I：技報堂出版，東京，1993.
17) Fridland M, Rosado R. Mineral trioxide aggregate (MTA) solubility and porosity with different water-to-powder ratios. J Endod 2003 ; 29 : 814-7.
18) Fridland M, Rosado R. MTA solubility : A long term study. J Endod 2005 ; 31 : 376-9.
19) Torabinejad M, Watson TF, Pitt Ford TR. Sealing ability of a mineral trioxide aggregate when used as a root end filling material. J Endod 1993 ; 19 : 591-5.
20) Torabinejad M, Hong CU, McDonald F, Pitt Ford TR. Physical and chemical properties of a new root-end filling material. J Endod 1995 ; 21 : 349-53.
21) Chng HK, Islam I, Yap AU, Tong YW, Koh ET. Properties of a new root-end filling material. J Endod 2005 ; 31 : 665-8.
22) Islam I, Chng HK, Yap AU. Comparison of the physical and mechanical properties of MTA and Portland cement. J Endod 2006 ; 32 : 193-7.
23) Dammaschke T, Gerth HU, Züchner H, Schäfer E. Chemical and physical surface and bulk material characterization of white ProRoot MTA and two Portland cements. Dent Mater 2005 ; 21 : 731-8.
24) Saghiri1MA, Asgar K, Lotfi M, Garcia-Godoy F. Nanomodification of mineral trioxide aggregate for enhanced physiochemical properties. Int Endod J 2012 ; 45 : 1-10.
25) Storm B, Eichmiller FC, Tordik PA, Goodell GG. Setting expansion of gray and white mineral triox-

ide aggregate and Portland cement. J Endod 2008；34：80-2.
26) Nagas E, Uyanik MO, Eymirli A, Cehreli ZC, Vallittu PK, Lassila LVJ, Durmaz V. Dentin moisture conditions affect the adhesion of root canal sealers. J Endod 2012；38：240-4.
27) Nekoofar MH, Stone DF, Dummer PMH. The effect of blood contamination on the compressive strength and surface microstructure of mineral trioxide aggregate. Int Endod J 2010；43：782-91.
28) Nekoofar MH, Davies TE, Stone, Basturk FB, Dummer PMH. Microstructure and chemical analysis of blood-contaminated mineral trioxide aggregate. Int Endod J 2011；44：1011-8.
29) Ber BS, Hatton JF, Stewart GP. Chemical modification of proroot MTA to improve handling characteristics and decrease setting time. J Endod 2007；33：1231-4.
30) Bortoluzzi AE, Broon NJ, Duarte MAH, de Oliveira Demarchi ACC, Bramante CM. The use of a setting accelerator and its effect on pH and calcium ion release of mineral trioxide aggregate and white Portland cement. J Endod 2006；32：1194-7.
31) Ding SJ, Kao CT, Shie MY, Hung C Jr, Huang TH. The physical and cytological properties of white MTA mixed with Na_2HPO_4 as an accelerant. J Endod 2008；34：748-51.
32) Poggio C, Lombardini M, Alessandro C, Simonetta R. Solubility of root-end-filling materials：A comparative study. J Endod 2007；33：1094-7.
33) Chogle S, Mickel AK, Chan DM, Huffaker K, Jones JJ. Intracanal assessment of mineral trioxide aggregate setting and sealing properties. Gen Dent 2007；55：306-11.
34) Kayahan MB, Nekoofar MH, Kazandag M, et al. Effect of acid-etching procedure on selected physical properties of mineral trioxide aggregate. Int Endod J 2009；42：1004-14.
35) Walker MP, Diliberto A, Lee C. Effect of setting conditions on mineral trioxide aggregate flexural strength. J Endod 2006；32：334-6.
36) Sagsen B, Ustun Y, Demirbuga S, Pala K. Push-out bond strength of two new calcium silicate-based endodontic sealers to root canal dentine. Int Endod J 2011；44：1088-91.
37) Vargas JW, Liewehr FR, Joyce AP, Runner RR. A comparison of the in vitro retentive strength of glass-ionomer cement, zinc-phosphate cement, and mineral trioxide aggregate for the retention of prefabricated posts in bovine incisors. J Endod 2004；30：775-7.
38) Tagger M, Katz A. A standard for radiopacity of root-endo (retrograde) filling materials is urgently needed. Int Endod J 2004；37：260-4.
39) Komabayashi T, Spångberg LS. Comparative analysis of the particle size and shape of commercially available mineral trioxide aggregates and Portland cement：A study with a flow particle image analyzer. J Endod 2008；34：94-8.
39) Coomaraswamy KS, Lumley PJ, Hofmann MP. Effect of bismuth oxide radiopacifier content on the material properties of an endodontic Portland cement-based (MTA-like) system. J Endod 2007；33：295-8.
40) Namazikhah MS, Nekoofar MH, Sheykhrezae MS, et al. The effect of pH on surface hardness and microstructure of mineral trioxide aggregate. Int Endod J 2008；41：108-16.
41) Saghiri MA, Lotfi M, Saghiri AM, et al. Effect of pH on sealing ability of white mineral trioxide aggregate as a root-end filling material. J Endod 2008；34：1226-9.
42) Lee YL, Lee BS, Lin FH, Yun Lin A, Lan WH, Lin CP. Effects of physiological environments on the hydration behavior of mineral trioxide aggregate. Biomaterials 2004；25：787-93.
43) Matt GD, Thorpe JR, Strother JM, McClanahan SB. Comparative study of white and gray mineral trioxide aggregate (MTA) simulating a one-or two-step apical barrier technique. J Endod 2004；30：876-9.
44) Nekoofar MH, Adusei G, Sheykhrezae MS, Hayes SJ, Bryant ST, Dummer PM. The effect of condensation pressure on selected physical properties of mineral trioxide aggregate. Int Endod J 2007；40：453-61.
45) Lee YL, Lin FH, Wang WH, Ritchie HH, Lan WH, Lin CP. Effects of EDTA on the hydration mechanism of mineral trioxide aggregate. J Dent Res 2007；86：534-8.
46) Torabinejad M, Higa RK, McKendry DJ, Pitt Ford TR. Dye leakage of four root end filling materials：Effects of blood contamination. J Endod 1994；20：159-63.
47) Bates CF, Carnes DL, del Rio CE. Longitudinal sealing ability of mineral trioxide aggregate as a

  root-end filling material. J Endod 1996 ; 22 : 575-8.
48) Torabinejad M, Rastegar AF, Kettering JD, Pitt Ford TR. Bacterial leakage of Mineral trioxide aggregate as a root-end filling materials. J Endod 1995 ; 27 : 109-12.
49) Uyanik MO, Nagas E, Sahin C, Dagli F, Cehreli ZC. Effects of different irrigation regimens on the sealing properties of repaired furcal perforations. Oral Surg Oral Med Oral Pathol Oral Radiol Endod 2009 ; 107 : e91-5.
50) Smith JB, Loushine RJ, Weller RN, et al. Metrologic evaluation of the surface of white MTA after the use of two endodontic irrigants. J Endod 2007 ; 33 : 463-7.
51) Nakata TT, Bae KS, Baumgartner JC. Perforation repair comparing mineral trioxide aggregate and amalgam using an anaerobic bacterial leakage model. J Endod 1998 ; 24 : 184-6.
52) de Leimburg ML, Angeretti A, Ceruti P, Lendini M, Pasqualini D, Berutti E. MTA obturation of pulpless teeth with open apices : bacterial leakage as detected by polymerase chain reaction assay. J Endod 2004 ; 30 : 883-6.
53) Al-Kahtani A, Shostad S, Schifferle R, Bhambhani S. In-vitro evaluation of microleakage of an orthograde apical plug of mineral trioxide aggregate in permanent teeth with simulated immature apices. J Endod 2005 ; 31 : 117-9.
54) Bozeman TB, Lemon RR, Eleazer PD. Elemental analysis of crystal precipitate from gray and white MTA. J Endod 2006 ; 32 : 425-8.
55) Lawley GR, Schindler WG, Walker WA 3rd, Kolodrubetz D. Evaluation of ultrasonically placed MTA and fracture resistance with intracanal composite resin in a model of apexification. J Endod 2004 ; 30 : 167-72.
56) Chogle S, Mickel AK, Chan DM, Huffaker K, Jones JJ. Intracanal assessment of mineral trioxide aggregate setting and sealing properties. Gen Dent 2007 ; 55 : 306-11.
57) Torabinejad M, Smith PW, Kettering JD, Pitt Ford TR. Comparative investigation of marginal adaptation of Mineral trioxide aggregate and other commonly used root-end filling materials. J Endod 1995 ; 27 : 295-99.
58) Xavier CB, Weismann B, de Oliveira MG, Demarco FF, Pozza DH. Root-End filling materials : apical microleakage and marginal adaptation. J Endod 2005 ; 31 : 539-42.

4　MTA の生体親和性 (biocompatibility)
59) Kettering JD, Torabinejad M. Investigation of mutagenicity of mineral trioxide aggregate and other commonly used root-end filling materials. J Endod 1995 ; 21 : 537-42.
60) Torabinejad M, Hong CU, Pitt Ford TR, Kettering JD. Cytotoxicity of four root end filling materials. J Endod 1995 ; 21 : 489-92.
61) Koh ET, McDonald F, Pitt Ford TR, Torabinejad M. Cellular response to Mineral trioxide aggregate. J Endod 1998 ; 24 : 543-7.
62) Samara A, Sarri Y, Stravopodis D, Tzanetakis GN, Kontakiotis EG, Anastasiadou E. A comparative study of the effects of three root-end filling materials on proliferation and adherence of human periodontal ligament fibroblasts. J Endod 2011 ; 37 : 865-70.
63) Scelzal MZ, Linhares AB, da Silva LE, Granjeiro JM, Alves GG. A multiparametric assay to compare the cytotoxicity of endodontic sealers with primary human osteoblasts. Int Endod J 2011 ; 45 : 12-8.
64) Silva EJNL, Rosa TP, Herrera DR, Jacinto RC, Gomes BPFA, Zaia AA. Evaluation of cytotoxicity and physicochemical properties of calcium silicate-based endodontic sealer MTA fillapex. J Endod 2013 ; 39 : 274-7.

5　MTA の生体活性 (biomineralization, ハイドロキシアパタイトの析出)
65) Gandolfi MG, Taddei P, Tinti A, Prati C. Apatite-forming ability (bioactivity) of ProRoot MTA Int Endod J 2010 ; 43 : 917-29.
66) Reyes-Carmona JF, Felippe MS, Felippe WT. Biomineralization ability and interaction of mineral trioxide aggregate and white portland cement with dentin in a phosphate-containing fluid. J Endod 2009 ; 35 : 731-6.
67) Dreger LAS, Felippe WT, Reyes-Carmona JF, Felippe GS, Bortoluzzi EA, Felippe MGC. Mineral tri-

oxide aggregate and Portland cement promote biomineralization in vivo. J Endod 2012 ; 38 : 324-9.

6　MTAによる歯質の変色

68) Bortoluzzi EA, Araújo GS, Tanomaru JMG, Tanomaru-Filho M. Marginal gingiva discoloration by gray MTA : A case report. J Endod 2007 ; 33 : 325-7.
69) Lenherr P, Allgayer N, Weiger R, Filippi A, Attin T, Krastl G. Tooth discoloration induced by endodontic materials : A laboratory study. Int Endod J 2012 ; 45 : 942-9.
70) Ioannidis K, Mistakidis I, Beltes P, Karagiannis V. Spectrophotometric analysis of coronal discolouration induced by grey and white MTA. Int Endod J 2013 ; 46 : 137-44.

臨床編

Mineral Trioxide Aggregate

I Clinical Application of MTA
Handling of MTA

MTAの取り扱い

　MTAは素晴らしい材料であるが，取り扱いが難しいところがある．

　最初に戸惑うのは，水の分量である．水は多いほうが詰めやすいが，水が多いと流れやすくコンデンスできず，気泡が多くなってしまう．水が少ないと，物理的強度は増し，気泡の混入は少ないが，根管の深部まで移送することは難しい．MTAにおいて，操作性が良好な水の量というのは，許容範囲が非常に狭い．扱うMTAの量が少ないため，わずか1滴を足しても水が多すぎて使えなくなることもある．水が多いからと，MTAを足していくといつまで経っても適切な粘度にならない（高価なMTAが無駄になる）．1滴を5分割し，足していくくらいの配慮が必要である．以下の手順で用いることになる．

1　練　和（図7，8参照）

　メーカー指定の粉液比は，WMTAで重量比で3：1である．MTA粉末の比重はほぼ3.15（PCで3.15）と考えられるので，体積比で計量すると約1：1となり，みた目には粉末が多くみえる．MTAの使用量は非常に少ない（0.1g前後）ので，計量カップなどを用いることができないので，実際には目分量になる．MTAを無駄にしないためには，微量の水の正確なコントロールができるマイクロピペット（図7）を用いたほうがよいのかもしれない．

　一般的用途には，練和したMTAが平頭充填器にかろうじて付着するくらいの少なめの水の量でよい．当然，用途によって，水の量は加減する．数分すると練って放置してあるMTAの表面が乾いてくるので，その場合には，また水を足すと使用可能になる．

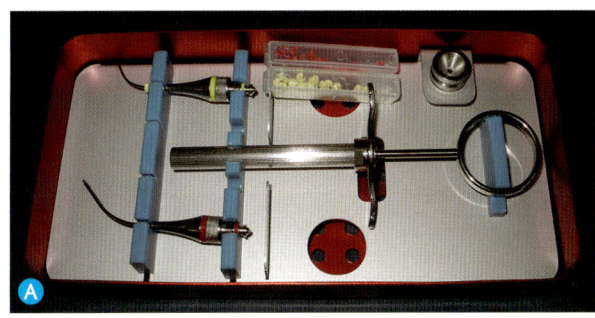

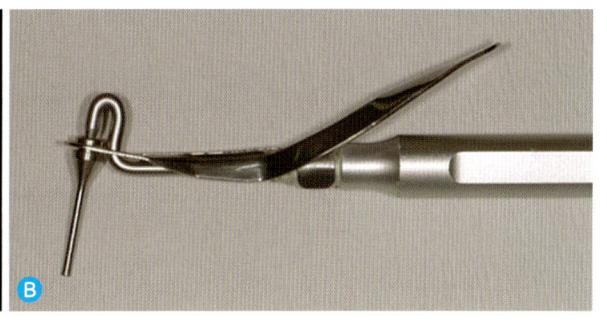

図 1
Ⓐ **Map System**（デンツプライ三金）：アマルガムキャリアーを細くしたような構造．ニッケルチタン製のニードル（外筒）は，細く，曲げやすいので大臼歯の根管で使いやすい．プラスチック製のニードル（内筒）で MTA を押し出すようになっている．
Ⓑ **ニエットキャリア**（Feed）：もともとは 3-Mix のキャリアだが，MTA にも使える．安価である．

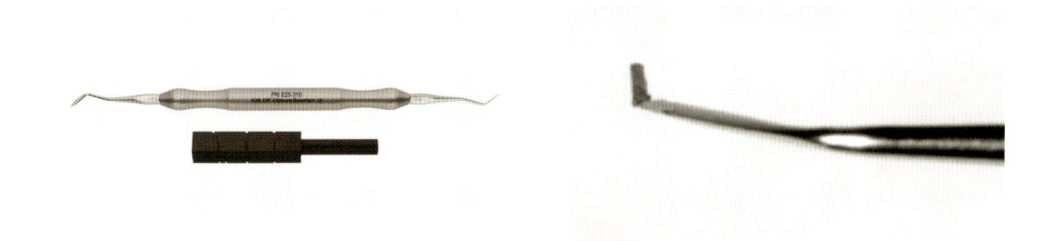

図 2　練和した MTA のペレットを作る器具（Lee ら[3]，MTA ブロック，Obtura Spartan，茂久田商会）
　プラスチック製のブロックに溝が掘られている．そこに練和した MTA を充填する．溝に入った MTA（ペレットになっている）を充填器の背に載せ，適用部位まで運ぶ．

2　移送方法

　練和した泥状の MTA を封鎖部位まで運ぶために，使いやすい器具を選択しなくてはならない．

- 平頭充填器
- レジン充填器
- 根管充填器
- MAP system（図 1-A）
- ニエットキャリア（図 1-B）
- MTA ブロック（図 2）

などを，用途に応じて使い分ける．

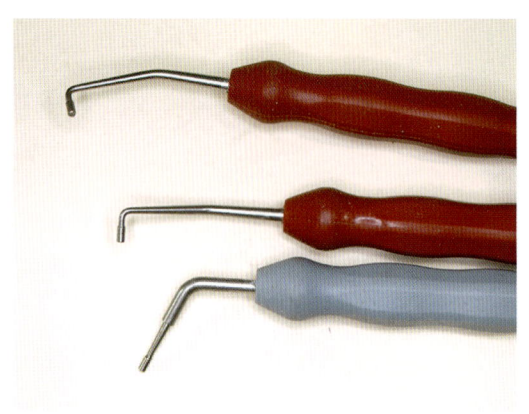

図3　MTAとキット販売されていた充填器（デンツプライ三金）
　両頭で反対側では，ヘッドの向きが異なる．必ずしも使いやすいとは言えない．

3　コンデンス（図7，8参照）

　充填時に，窩洞の隅々まで行き渡らせ，気泡なく充填するためには，コンデンスが必要である．窩洞が深い場合には，器具の先端が窩洞の最深部より1〜2 mm手前まで到達しなければならない．状況に応じて，

- MTAとキット販売されていた充填器（図3）
- 根管充填器
- Kファイル

などを用いる．超音波スケーラーで超音波振動を充填器に与えて[4]，コンデンスする術者もいるが，必ずしも有用とは思えない．

4　余剰の水分の除去（図7，8参照）

　コンデンスした際に，浮き出てきた水分は，ペーパーポイント，ブローチ綿栓などを用いて除去する．コンデンスと余剰の水分の除去を繰り返し，少量ずつ積層充填しないと緊密に充填できない．

　綿球で拭き取ったりすると，大部分が綿球に吸い取られてMTAが窩洞に残らなくなることもあるので，不経済である．窩壁にへばりついているMTAも掻き集めると，結構な量になるのでそれも充填に使う．

5 小綿球を MTA の上に置く （図7参照）

　MTAは表面が少し乾燥してみえる程度までコンデンスし，その上に水をしみ込ませた小綿球を置く．あまり水が多いと仮封がしにくいので，綿球は小さいもの（直径1〜1.5 mm程度）を作り用いる．

6 仮　封

　通常は，キャビトン（GC）を用いる．

7 硬化の確認

　2日以上経過してから，仮封材および小綿球を除去し，MTAの硬化を確認する．探針がMTAに刺さるようなら（コラム参照），硬化していないので，すべてのMTAを除去し，MTAを再充填する．MTAの上に置く小綿球の水が不足すると（図8），硬化が進まないことが多い．

8 修復処置に際し

　修復時に，エッチング材，EDTAを用いるとMTAの水和に悪影響を及ぼし，物性が低下するといわれているので[6,7]，MTAの上にグラスアイオノマーセメントなどを一層置くか，エッチング材，EDTAは用いないほうがよい．

　鉄分の少ないMTA（WMTA）などを用いれば，歯質，歯肉の変色はある程度避けられるが，WMTAでも変色したという報告もあるので，前歯部では注意したほうがよい[8]．修復操作を他の歯科医師が行う場合には，通常のセメントあるいは仮封材と勘違いしてMTAを除去してしまうこともあるので，MTAには触らないように申し伝える．

COLUMN　MTA 硬化の診査

2日以上経過してから，仮封材，水を含ませた綿花を除去し，MTAの表面を探針で突き刺す．探針が刺さるようなら，MTAを超音波振動で除去し再充塡する．しっかりと硬化したMTAは非常に固く探針が刺さることはない（図）．

逆根管充塡の場合は，エックス線写真で充塡されたMTAの密度で判断するしかない．組織液で窩洞から流失してしまったとエックス線写真で判断されたときには，再逆根管充塡（再手術が必要になる）すべきである．MTAで根管充塡されたものも，根尖近くのMTAの硬化状態はエックス線写真で判断するしかない．

硬化不十分のときは，MTAを除去しもう一度MTAを充塡する．

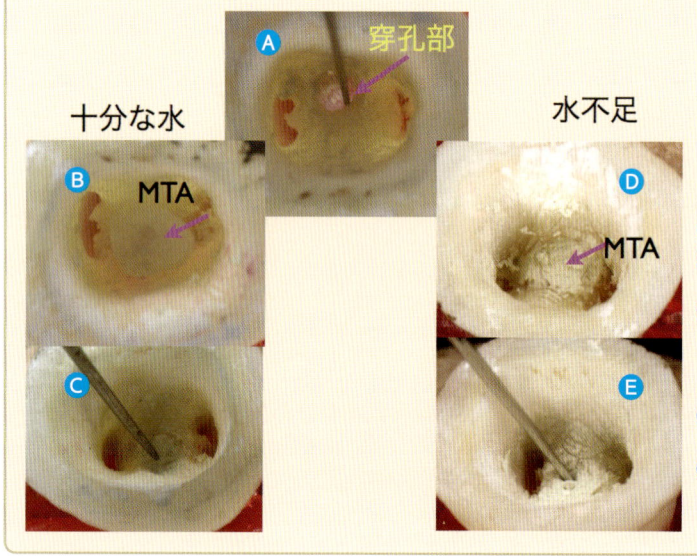

図　硬化状態の診査
- Ⓐ 下顎大臼歯の分岐部に穿孔を作った．
- Ⓑ MTAを充塡し，十分な水をしみ込ませた綿球を置いて仮封した．
- Ⓒ 2日後，硬化状態の診査をした．水が十分であるので，MTAはしっかりと硬化している．探針は全く刺さらない．
- Ⓓ MTAを充塡し，水綿球を置かずに仮封した．
- Ⓔ 2日後の硬化状態の診査．水が不足し十分に硬化していないので，探針で突き崩せる．

II Clinical Application of MTA
Treatment of Iatrogenic Perforation

偶発的穿孔の処置[7-12]

　他の材料と比較し，MTAの優位性が最も発揮されるのが，偶発的穿孔の処置である．偶発的穿孔の予後は不良なことが多く，封鎖材として決定的なものはなかったので，MTAが爆発的に広まるきっかけとなった．

　偶発的穿孔の発生頻度は，Tsesisら[9]により，表1，2のように報告されている．大きな穿孔は分岐部に多く，分岐部では97％で病変が認められる．

　部位的には，下顎の大臼歯に最も多い．穿孔が多いということは，それだけ，根管を見つけるのが難しいということを意味している．上顎の小臼歯に多いのは，歯頸部で近遠心的な幅径が狭いためであろう．やさしいと思われている上顎前歯で意外と多いのは，髄腔開拡時に舌側からアプローチせざるをえないためであろう．

表1　穿孔した歯の数と病変の存在する頻度（％）（Tsesisら[9]による）

	分岐部穿孔（％）	根尖部穿孔（％）	歯冠部穿孔（％）	合計穿孔（％）
小さい穿孔	1（33.3）	15（46.9）	0	16（46）
大きい穿孔	37（100）	28（68.3）	0	65（80）
合　計	38（97）	43（59）	0	81（70）

表2　穿孔の部位別頻度（Tsesisら[9]による）

部　位	上顎前歯	下顎前歯	上顎小臼歯	下顎小臼歯	上顎大臼歯	下顎大臼歯	合　計
穿　孔	15（12.93）	1（0.86）	18（15.52）	7（6.03）	12（10.34）	63（54.31）	116（100）
歯　数	959（100）	177	1,019	696	1,000	1,197	5,048

カッコ内は部位別頻度（％）

1　分岐部（髄床底）穿孔の処置

　以前は，分岐部穿孔部をアマルガムで封鎖したが，大多数の症例は数年でだめになった．そのために，長い間，分岐部穿孔症例はエンドの禁忌症とされていた．大きな分岐部穿孔症例では，MTAでも難しいと思われるが，文献的には大きなものでもよく治癒し

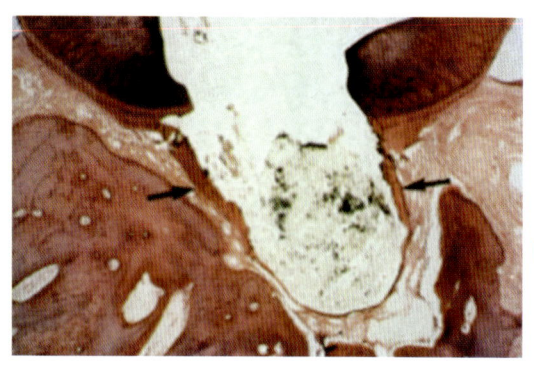

図4 穿孔の症例（イヌ）（Trabinejad ら[1]による）．セメント質が形成されている（→）．MTA はかなりオーバーに詰められているが，歯周組織に炎症は認められない．

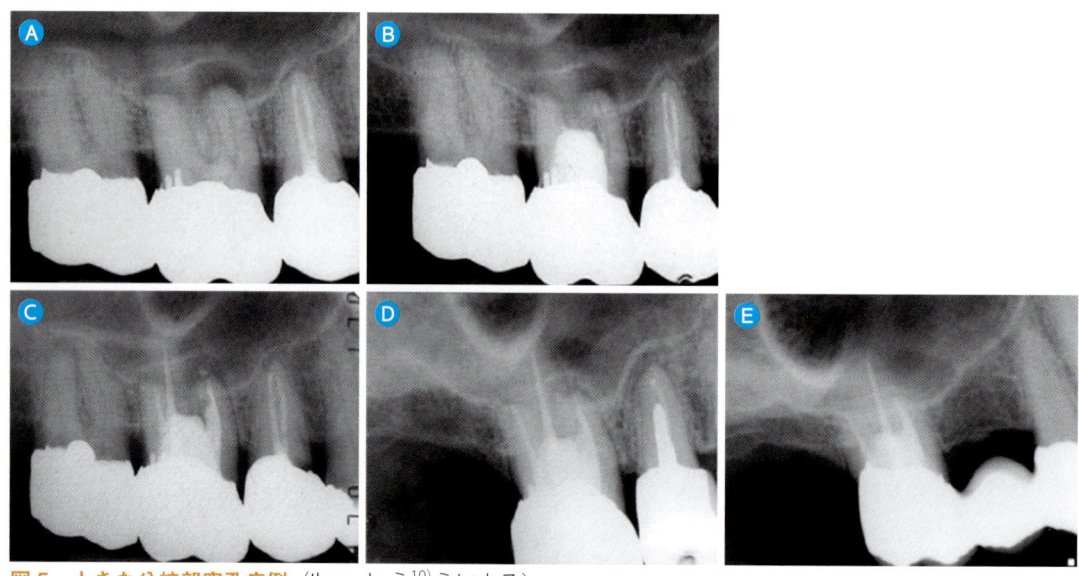

図5 大きな分岐部穿孔症例（Ibarrola ら[10]らによる）
Ⓐ |6，術前のエックス線写真．近心頬側根，遠心頬側根管に根尖病変が認められる．
Ⓑ 髄床底穿孔部を MTA にて修復した．
Ⓒ エンド終了後のエックス線写真．
Ⓓ 18 カ月後のエックス線写真．根尖病変が治癒している．
Ⓔ 55 カ月後のエックス線写真．根尖病変は完全に治っている．分岐部病変は認められない．

ているものがある[1,10,11]（図4～6）．

　イヌなどを用いた病理組織学的研究（図4）で，分岐部穿孔部を MTA で封鎖した症例では，他の材料と比較し MTA が最良で，①セメント質が形成される[1]（図4），②穿孔部の感染状態が大きな影響を及ぼす[12]，③ MTA の溢出を避ける目的で用いられた硫酸カルシウムは，歯周組織の治癒を改善しなかった[13]，④穿孔封鎖の前に水酸化カルシウムを貼付しても効果はなかった[14]（ただしこの論文は根側方への穿孔についてである），などと報告されている．

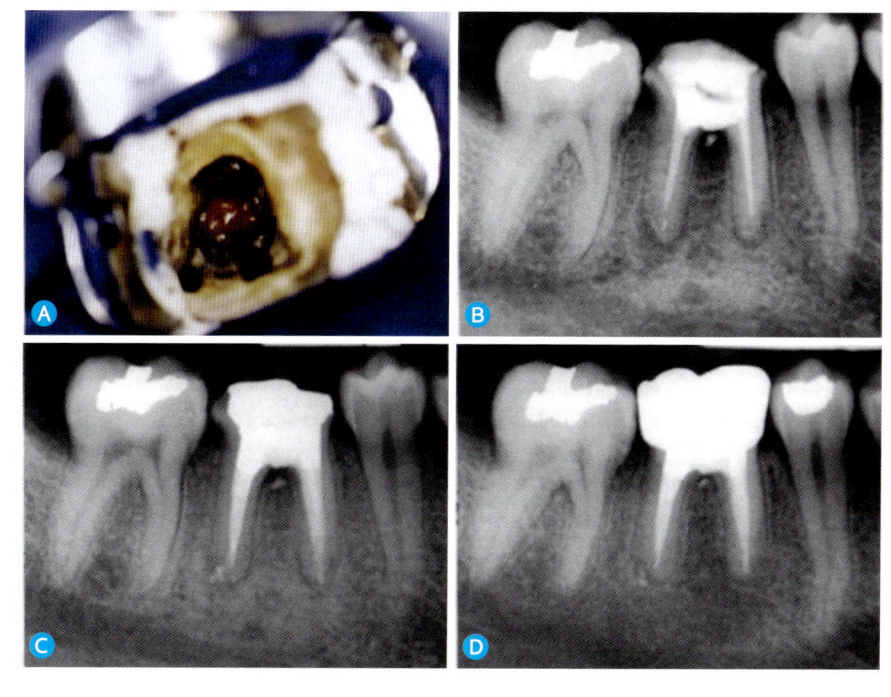

図6 大きな分岐部穿孔の症例(Trabinejadら[1]による)
Ⓐ 6̄|. 髄床底に大きく穿孔しており肉芽組織が見える(陳旧性の症例).
Ⓑ MTAで穿孔部を詰めた直後のエックス線写真. その後感染根管治療を行った.
Ⓒ 3カ月後のエックス線写真.
Ⓓ 術後9カ月のエックス線写真. よく治癒している.

臨床的には,Menteら[9]は,偶発的穿孔をMTAで処置した歯の成績は86%(21歯で)だったと報告している.偶発的穿孔の発生頻度自体が少ないので,良好な症例を報告した症例報告は多い(図5,6)が,大規模に予後成績をまとめた報告は,ほとんどない.

2 充填方法

創面をよく清掃,洗浄し,可能なかぎり止血し,顕微鏡で創面の状態をよく確認してMTAを充填する.(1) MTAで穿孔部を封鎖してから根管充填する方法,(2) 根管充填してからMTAで穿孔部を封鎖する方法,(3) 穿孔部の封鎖と根管充填をMTAを用いて同時に行う方法,の3つの施術方法がある.状況に応じ,より確実な方法を採用する.

(1) MTAで穿孔部を封鎖してから根管充填する方法

a. 穿孔部から出血しやすいとき

出血しやすい状況にあると根管の処置が難しく,再感染の恐れがある.その場合には,

可及的に穿孔部からの出血を抑えた後に，MTAで穿孔部を封鎖し，次回，MTAが硬化した後にエンドを開始する．こうすると，根管が確実にみえるので，エンドの精度がずっと向上するので，腰を据えてエンドに取り組める．

b. エンドが難しいと予想されるとき

　エンドが難しいと予想されるときには，時間がかかるエンド処置は後回しにして，まずは穿孔部の感染を抑え，症状を改善させたほうが，患者さんの信頼を得ることができる．根管口が石灰化していて見つかりにくいとき，根管の穿通が難しいときなどには，先にMTAで穿孔部を封鎖したほうがよい．

　先に，MTAで穿孔部を封鎖する場合には，本来の根管をMTAで埋めてしまわないために，ガッタパーチャ，キャビトンなどで，仮根管充塡しておく．ガッタパーチャポイントはMTAとくっついてしまい，除去が困難になることが多いので，筆者はObtura IIで軟らかいオブチュレーションガッタを注入している．この方法はガッタパーチャの除去が楽である．

(2) 根管充塡してからMTAで穿孔部を封鎖する方法

　穿孔が小さく，出血もほとんどなく，症状がないときには，穿孔部の封鎖をエンドより後回しにすることも可能である．根管充塡時に，シーラーなどで穿孔部を埋めてしまわないように，穿孔部を小綿球などでカバーする，などの配慮が必要になる．

　根管充塡してからMTAで穿孔部を封鎖する場合には，① 根管と穿孔部が離れている，② エンドがあまり難しくなく時間がかからない，などの条件も必要とされる．

(3) 穿孔部の封鎖と根管充塡をMTAを用いて同時に行う方法

　根管と穿孔部が近接している（根尖部での穿孔など）場合には，穿孔部の封鎖と根管充塡を別の材料を用いて行うのは難しいので，同時に，両部位をMTAで充塡する．

　この場合，両者をガッタパーチャとシーラーで同時に充塡するということも以前は行われたが，穿孔部は出血していることが多く，ガッタパーチャで緊密な封鎖ができるとは考えられないので，MTAを用いるべきである．

　穿孔部のMTAによる封鎖方法を，図7，8に示す．

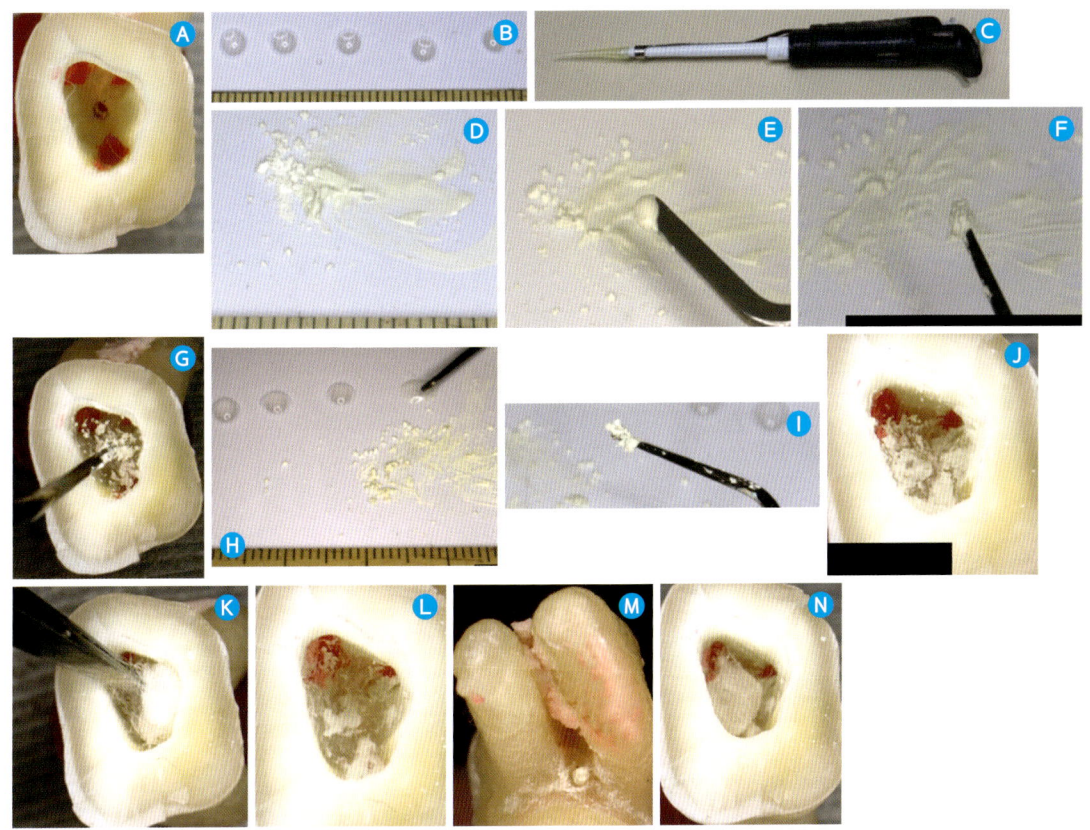

図7 小さい穿孔部のMTAによる封鎖（上顎大臼歯）
- Ⓐ 分岐部に小さい穿孔が認められる．本来の根管はMTAで埋めてしまわないように，ユーティリティワックスで埋めてある（赤色）．
- Ⓑ マイクロピペット（Ⓒ）で水を10 μL（1 mLの1/100）ずつ，5カ所に置いた．マイクロピペットを用いるとMTA練和時に水を入れすぎてしまうという過ちを避けることができ，MTAが無駄にならない．
- Ⓓ 練ったMTA．水を少なめにした（10 μL），MTAも少ない（1袋1gの1/10以下）ため．
- Ⓔ，Ⓕ それを平頭充塡器で運ぼうとしたが，MTAの量が少なすぎてうまくいかないので，根管充塡器の先端に付着させた．
- Ⓖ 穿孔部にMTAを詰めている．やや，水が少なすぎたため詰めにくかった．
- Ⓗ そこで，根管充塡器でごく少量の水を足し，MTAを練り直した．
- Ⓘ それを，根管充塡器の先に付けた．
- Ⓙ 穿孔部を詰め終わった．根管充塡器でコンデンスした．
- Ⓚ 乾燥小綿球で，余剰の水分を取り，歯冠歯髄腔内をきれいにした．
- Ⓛ 髄床底の様子．
- Ⓜ 分岐部からみると穿孔部がMTAで封鎖されているのが確認できた．
- Ⓝ 水を含ませた小綿球を置き，仮封する．

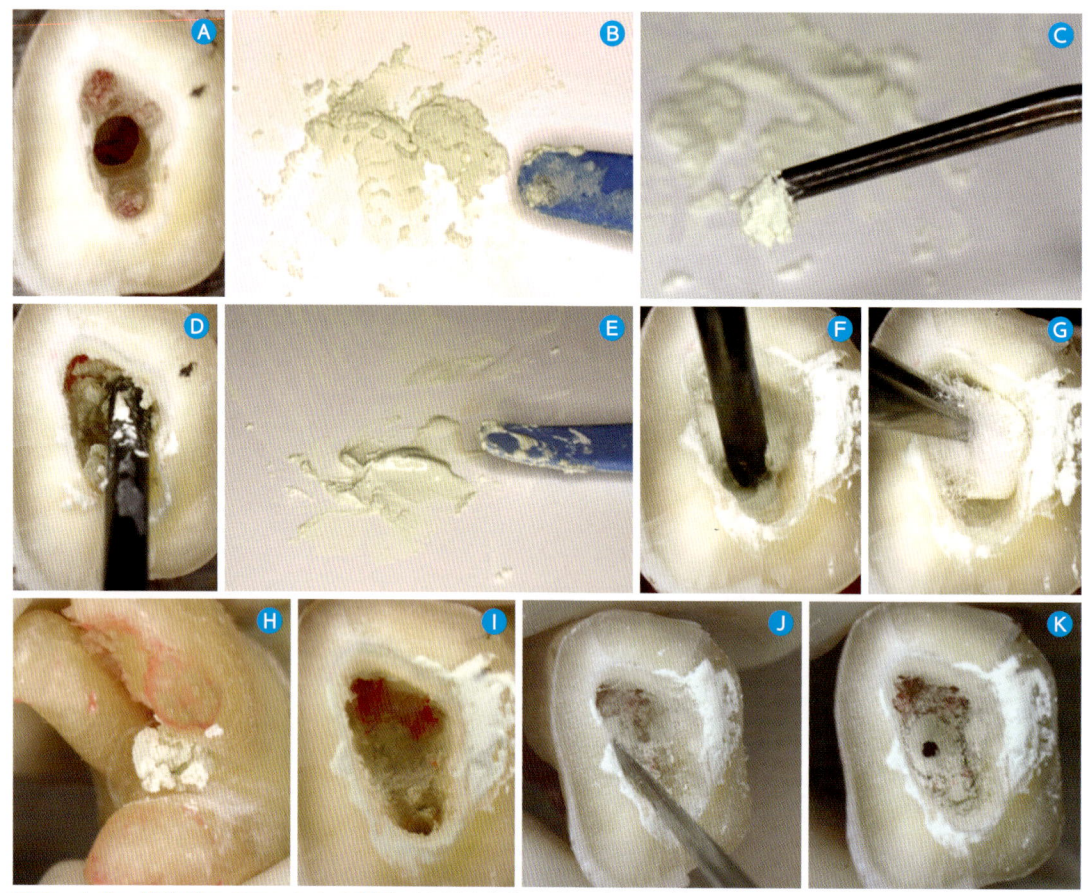

図8 大きい穿孔部のMTAによる封鎖（上顎大臼歯，図7と同じ歯）

Ⓐ 分岐部に大きい穿孔が認められる．本来の根管はMTAで埋めてしまわないように，ユーティリティワックスで埋めてある（赤色）．

Ⓑ 練ったMTA．水を少なめにした（MTAの量は図7よりずっと多い）．

Ⓒ 太めの根管充填器の先端に付着させ，歯髄腔内に移送（MTAの移送にはMap Systemなどを用いたほうが容易）した．

Ⓓ 髄腔壁に付いたMTAを掻き集めて穿孔部を詰めている．水が少ないので，穿孔部の壁に付きにくく，大部分は分岐部に抜けてしまった．

Ⓔ 水が少なく，パサパサで詰めにくいので，水を足し練り直した．

Ⓕ 穿孔部にMTAを詰めている．今度は，分岐部に抜けなくなり，コンデンスできるようになった（手の感覚）．

Ⓖ 乾燥小綿球で，余剰の水分を取り，歯髄腔内をきれいにした．余剰のMTAが咬合面に付着している．

Ⓗ 分岐部からみると，余剰のMTAが穿孔部から分岐部に抜けている．臨床的には，組織があるのでこれほどは抜けないであろう．溢出を避けるために，以前は硫酸カルシウム（医療用石膏）などが用いられたことがあったが，用いないほうが治癒はよいとされている．また，溢出しても臨床的に問題はないようである．

Ⓘ MTAで封鎖された髄床底．エンドがしやすいように，ユーティリティワックスを掘り出した．この後，水を含ませた小綿球を置き，仮封する必要がある．

Ⓙ 水が不足するとどうなるかみるために，今回は水を含ませた小綿球は置かずにそのまま2日間放置した．MTAの表層を探針で突っつくとややぼそぼそであり，さらに突っつくと，探針が分岐部に抜けた．正常に硬化したMTAでは，決して探針は刺さらない．

Ⓚ 探針でできた孔．このような場合には，もう一度MTAを詰め直さなくてはならない．

3 筆者の臨床例

髄床底付近で根管壁が薄くなり側方に穿孔するもの（strip perforation）が多い．歯によっては，その部位がもともと非常に薄いものがある．そのような歯で，Gates glidden drill の太いものを用いると strip perforation を起こしやすい．筆者は，原則として Gates glidden drill を用いない（『新楽しくわかるクリニカルエンドドントロジー』参照）．

以下，筆者の臨床例を図 9〜19 に示す．

(1) 根管口付近での穿孔（図 9〜11）

髄床底付近の穿孔症例は，見つからない根管を探索中に穿孔したものが多い．

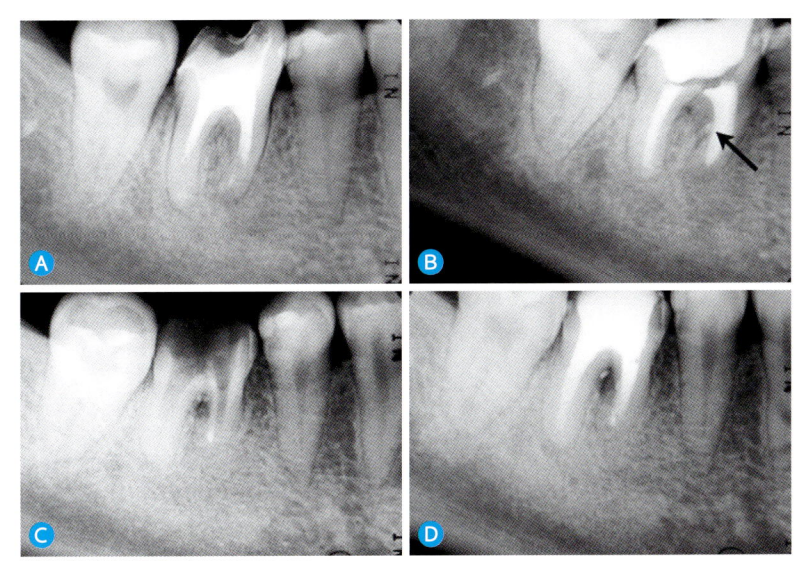

図 9　Strip perforation の封鎖
- Ⓐ 6̅，前医術前のエックス線写真．
- Ⓑ 近心根の遠心側に穿孔（→）している．過剰な Gates glidden drill の使用によると思われる．
- Ⓒ 腫脹したため来院し，筆者が再治療を開始した．ガッタパーチャ除去後のエックス線写真．
- Ⓓ 近心根管の根尖から穿孔部までを MTA で充填した．他の部位はガッタパーチャとシーラーにより垂直加圧根管充填した．

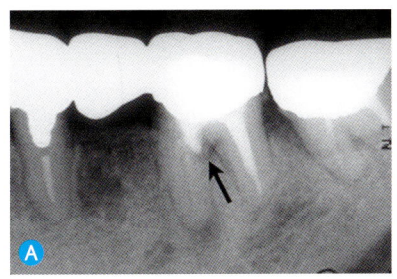

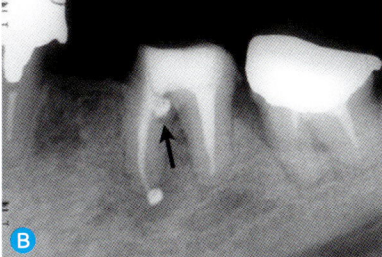

図 10　根管口付近で穿孔したため近心根管の処置ができなかった症例
- Ⓐ 6̅，術前のエックス線写真．前医がエンドとブリッジのセットを行った．近心根の遠心側に穿孔（→）している．穿孔部はガッタパーチャで封鎖されていた．
- Ⓑ 根管充填後のエックス線写真．約 1.5 年後，腫脹のため来院した．ブリッジ切断除去後，近心根管のみ再治療した．穿孔部のほかに，本来の 2 根管を見つけ出し，根管形成後，垂直加圧根管充填した．この症例では，根管充填してから，MTA で穿孔部を封鎖（→）した．

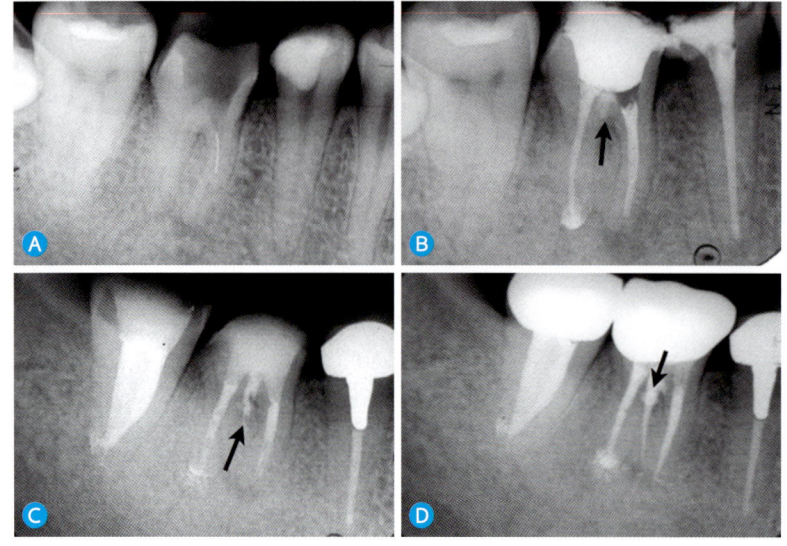

図11　髄床底穿孔の処置を2回行った症例
- Ⓐ 6̄, 術前のエックス線写真．近心根管に破折ファイルがある．
- Ⓑ 治療後のエックス線写真．穿孔部はMTA（→）で封鎖した．
- Ⓒ 約7年後の再治療前のエックス線写真．吸収されやすい根管充塡材（ジーピーシーラー）で根管充塡したため，かなり根管充塡材が吸収され，近心根の根尖部に治癒していない透過像が観察される．以前のMTA（→）も吸収されているようだったので，3根管を再治療し，穿孔部をMTAで再封鎖した．
- Ⓓ 再治療後1.5年のエックス線写真．

（2）根管中央部での穿孔（図12〜16）

原　因：

① ポスト形成時の方向，太さの誤り

　ポスト窩洞形成時に根管バーなどで穿孔することも多い．ポストの方向に気をつけないと残存根管壁が非常に薄くなる．皮一枚残っていても，ポストをセットすると血がにじんできて初めて穿孔に気づくこともある．このような歯は，将来歯根破折を生じる危険性が高い．太いポスト形成により根管壁に穿孔することもよくある．また，ポスト形成時には，超音波チップなどで，ある程度ガッタパーチャを除去してからポスト形成しないと方向を誤りやすく危険である．その意味では，根管充塡時に，根管口寄りの部分のガッタパーチャを除去しておくと，次回ポスト形成時に方向を誤ることがなく安全である．根管形成の段階でポストが予定される部分の根管を，Gates glidden drillなどで，あらかじめ太くしておくのもよい．

② ガッタパーチャは古くなると非常に硬くなる

　この硬いガッタパーチャにGates glidden drillの先端がけられてガッタパーチャと平行にGates glidden drillが進み根管壁に穿孔することも多い．

③ ファイバーポスト除去時

　ファイバーポストは，白いため根管壁との識別が困難である．顕微鏡下で慎重に少しずつ削除する．不安なときには，迷わずエックス線写真を撮影するとよい．

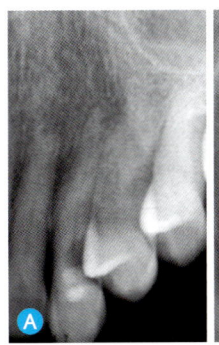

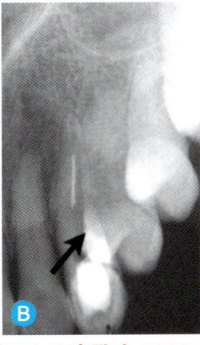

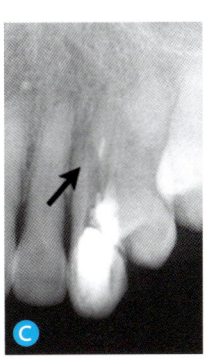

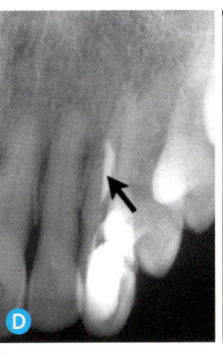

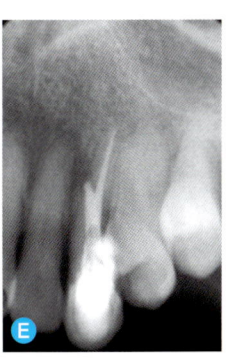

図12　ファイル破折による穿孔を MTA でリカバリーした症例
Ⓐ ３|，術前のエックス線写真．
Ⓑ 筆者の術前のエックス線写真．前医は術中のファイル破折に気づいていなかった．ファイルにけられて穿孔したものと思われる．穿孔部を MTA で封鎖した（→）．
Ⓒ ファイルを除去したが近心に穿孔した（→）．
Ⓓ 本来の根管に残存するガッタパーチャを除去し，近心の穿孔部を MTA で封鎖した（→）．
Ⓔ 本来の根管をガッタパーチャで根管充填した．

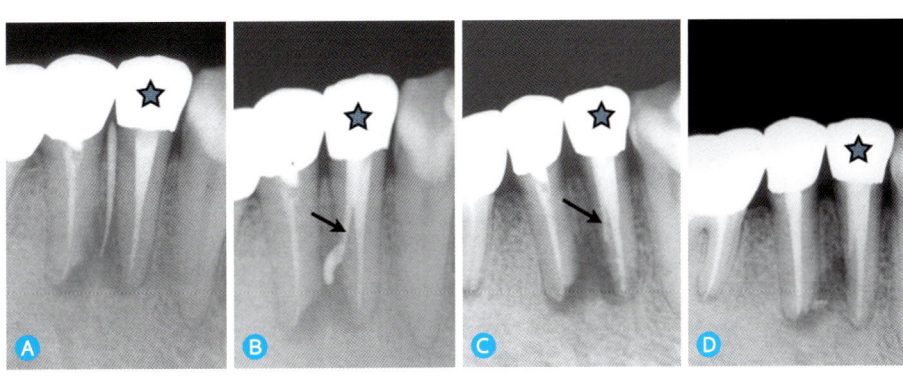

図13　根管壁側方への穿孔症例
Ⓐ 術前のエックス線写真．瘻孔にガッタパーチャポイントを入れてエックス線写真撮影した．どちらの小臼歯が原因なのか判定は難しい．|４|を治療した．瘻孔が消失するまで，ジアテルミーを試みるなど苦労した．
Ⓑ 根管形成，根管充填後のエックス線写真．透過像の形からみると，→の位置に側枝が存在した，あるいは穿孔していた可能性がある．筆者が穿孔した可能性も否定はできない．
Ⓒ 側枝は，ガッタパーチャを除去し，MTA（→）で封鎖した．メイン根管のガッタパーチャも除去し，清掃後，垂直加圧根管充填した，術後のエックス線写真．
Ⓓ 約３年後，同部位が再び腫脹してきたため，|５|を再治療した．その術後のエックス線写真．|４|の側枝，根尖部を含む病巣はだいぶ改善している．|５|を治療すると症状は速やかに改善した．|５|が最初（Ⓐ）のときの，瘻孔の原因だったようである．最初に両歯とも再治療したほうがよかったのであろう．

④ 太いファイルを用い，力任せに回すと根管壁に穿孔することがある
⑤ 破折ファイルを除去しようとして根管壁に穿孔する

　可能ならば，穿孔した部位を MTA で封鎖してから，本来の根管を処置する．本来の根管を MTA で封鎖してしまわないように注意する．オブチュレーションガッタを注入しておくとよい．オブチュレーションガッタは軟らかいので除去が容易である．ガッタ

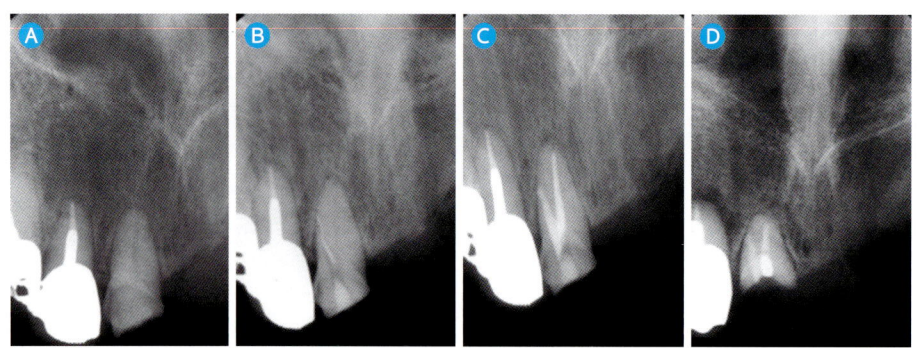

図14 遠心根管壁に穿孔した症例
Ⓐ 1｜，術前のエックス線写真．
Ⓑ 根管が見つかりにくく，歯がかなり傾斜していたために遠心に穿孔してしまった．穿孔した根管にガッタパーチャポイントを入れてエックス線写真撮影した．
Ⓒ 穿孔部はMTA（→）で封鎖した．本来の根管は垂直加圧根管充塡した．
Ⓓ 根管充塡後，約3年のエックス線写真．

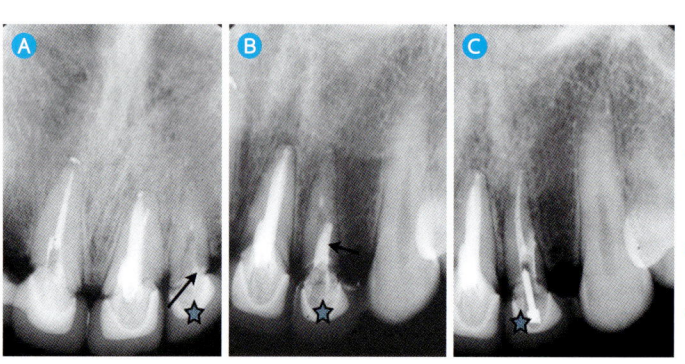

図15 遠心根管壁に穿孔していた症例
Ⓐ 2｜，術前のエックス線写真．→のあたりがあやしい．ファイバーポストが入っていた．
Ⓑ →の部位は穿孔していたので，MTAを詰めた．
Ⓒ 本来の根管を根管形成，洗浄し，垂直加圧根管充塡した．

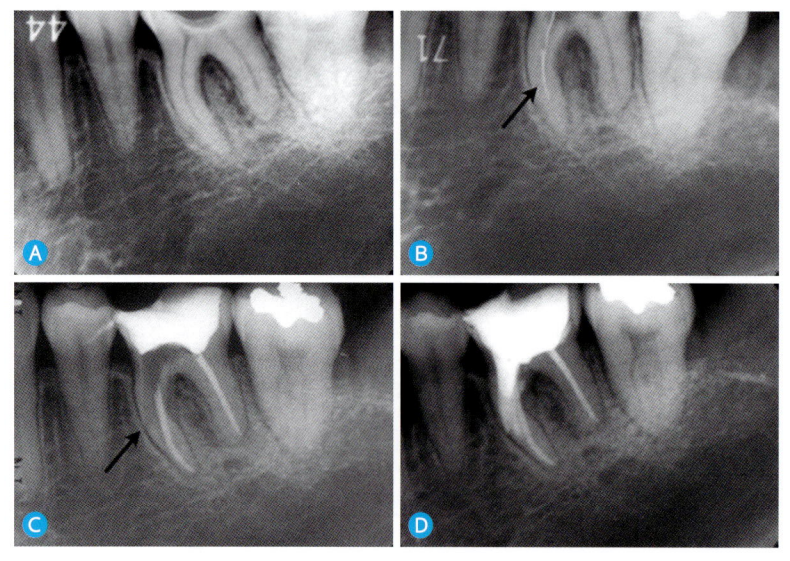

図16 ファイル除去中に根管壁を削りすぎて穿孔した症例
Ⓐ ｜6，術前のエックス線写真．
Ⓑ 前医は，術中にファイルを破折した（→）．ファイルを入れてのエックス線写真．この段階でファイル除去を依頼された．
Ⓒ ファイルは除去できたが，近心に穿孔してしまった（→）．根管充塡後のエックス線写真．
Ⓓ 術後のエックス線写真．穿孔部はMTAで封鎖した．

パーチャポイントを刺しておく方法もあるが，MTAとガッタパーチャポイントがしっかり接合してしまって，削り出すはめになる．そうなると，かなり時間がかかる．

(3) 根尖近くでの穿孔（図17～19）

本来の根管と穿孔部を分けて封鎖することは，顕微鏡下でもほとんど不可能なので，同時に封鎖する．本来の根管がどうしても見つからないことがある．オーバーをおそれず，しっかりと詰めるのがよいようである．

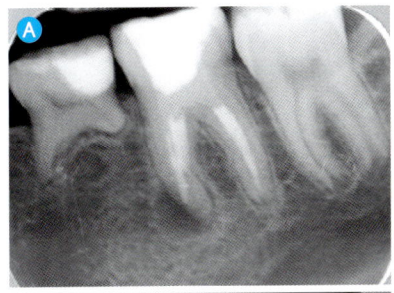

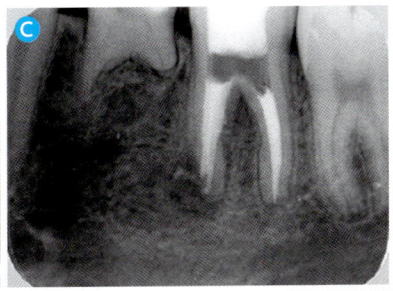

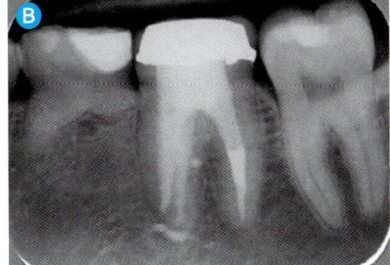

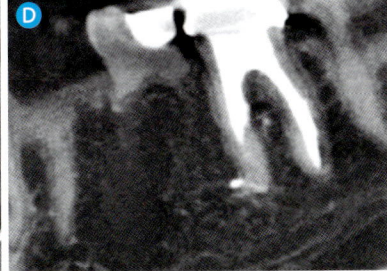

図17　近心根尖部および分岐部穿孔の症例（Reeら[12]による）
- Ⓐ 6̱，術前のエックス線写真．分岐部および近心根根尖部で側方に穿孔している．
- Ⓑ 近心はMTAで根管充填（穿孔部を含め）した．遠心根はResilonとEpiphany sealerで根管充填した．
- Ⓒ 7年後のエックス線写真．よく治癒している．
- Ⓓ 7年後のCBCT像（分岐部中央を通る断面像）．

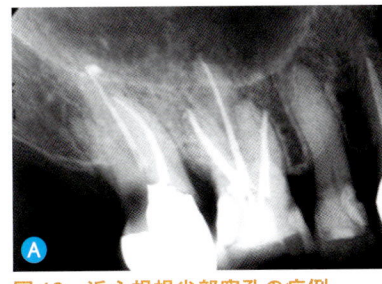

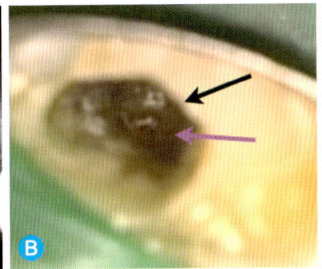

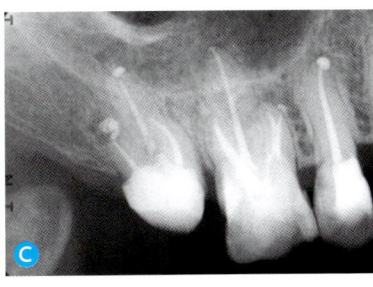

図18　近心根根尖部穿孔の症例
- Ⓐ 6̱，術中のエックス線写真．根管充填したところ，近心頰側根管は近心側に穿孔していた．
- Ⓑ 根管充填材を除去し，超音波吸引洗浄した．穿孔部（→）．本来の近心頰側根管（→）．レジンコアの上から近心頰側根管のみ再治療した．
- Ⓒ 近心頰側根管および穿孔部を，同時にMTAで根管充填した後のエックス線写真．

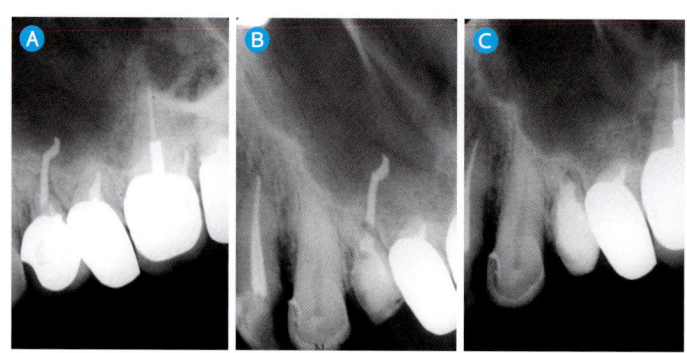

図19 根尖部近くで穿孔していた症例
Ⓐ 6̄，術前のエックス線写真．穿孔部位からガッタパーチャポイントが突出している．
Ⓑ 穿孔部までガッタパーチャポイントを除去し，可及的に根管内を清掃，超音波吸引洗浄し，MTAを充填した．本来の根管の根尖部は見つからず，根管形成できなかった．
Ⓒ 術後1.5年のエックス線写真．症状は全くない．ガッタパーチャポイントがみえなくなっている．上顎洞に迷入したのであろうか．

Apexification と Revascularization

Apexification と Revascularization（regenerative endodontics）は，ともに感染した根未完成歯の治療法であり，似た治療法であるが，実際にはかなり異なる．Revascularization は，比較的最近になってから出てきた概念で古い教科書には載っていない．

1　従来の apexification

　従来の apexification では，根管内に水酸化カルシウムを貼付し長期間放置すると，根管内の水酸化カルシウムは根尖部から徐々に吸収され，それに伴い歯根がわずかに伸長し，根尖孔がセメント質で小さくなる（セメント質あるいは骨による治癒）．そこで根尖孔が小さくなってから根管充填すれば，より緊密な根尖孔の封鎖ができ，オーバー根管充填を避けることができる．

　この方法では，根管壁が厚くなるわけではなく，根尖孔が小さくなるだけである（それも根尖部にセメント質のような強度のない物質が添加されるだけである）ので，歯根強度の改善は期待できない．

　Apexification した歯は割れやすい（長期間根管内に貼付した水酸化カルシウムが象牙質を脆弱にするともいわれている）といわれてきた問題点を克服することはできない．

　水酸化カルシウムの貼付は，長期間の貼付による制菌作用，水酸化カルシウムの層がコロナルリーケージを防止する，ことに意義があるのかもしれない．また，数カ月ごとに貼付した水酸化カルシウムを交換するため，年単位の治療になってしまうのが欠点であった．

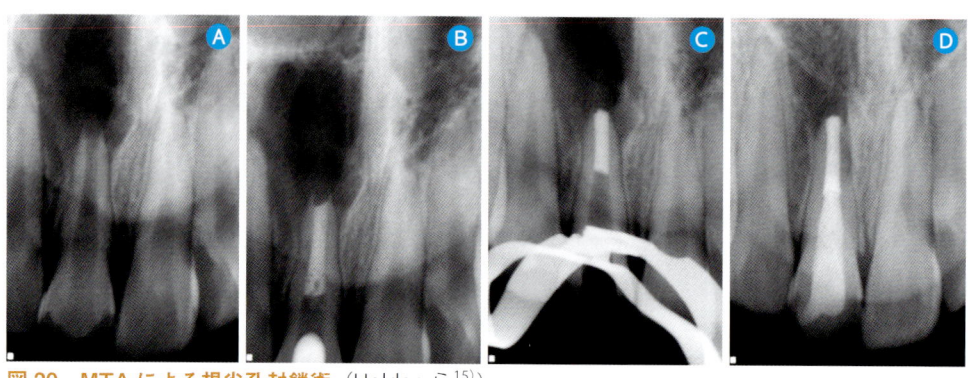

図20　MTAによる根尖孔封鎖術（Holdenら[15]）
Ⓐ 2｜, 術前のエックス線写真.
Ⓑ 初回治療時にCa(OH)$_2$を貼付した.
Ⓒ 次回治療時にMTAで根尖孔を封鎖した.
Ⓓ 歯冠修復を完了したときのエックス線写真.

② 新しいapexification（MTAによる）（図20[15-18]）

　根管内を1回の治療で清掃し，根尖までMTAを詰めるものである．この方法は，MTAの封鎖性がよいためentombが効果的に働くのであろう．根尖部のMTAの表面は，比較的早期にセメント質で覆われ根尖孔は封鎖される（セメント質あるいは骨による治癒）．感染根管治療としては成功しているのだが，MTAは歯周組織によって吸収されず，歯根の成長は望めない．歯根は伸長しない．歯根は割れやすい状態のままである．

　日本歯内療法学会の故大谷　満先生が，そんなことをしなくても，「オブチュレーションガッタで根管充塡すれば1回治療で同じことが起きることは前からわかっていた」と言っていたことを思い出す．

③ Revascularization[19-25]（図21〜23）

　根管内を無菌化し，歯髄腔のスペースに血餅を作り，歯髄組織を誘導し，歯髄に硬組織を作らせよう）とするものである〔象牙質歯髄複合体（dentin-pulp complex）による治癒〕．実際，根管壁が厚くなり，歯根が長く成長[23]した数多くの症例が報告されている．

　この方法では，根管内の無菌化が鍵になるので，最近では3-mixを用いる術者も多

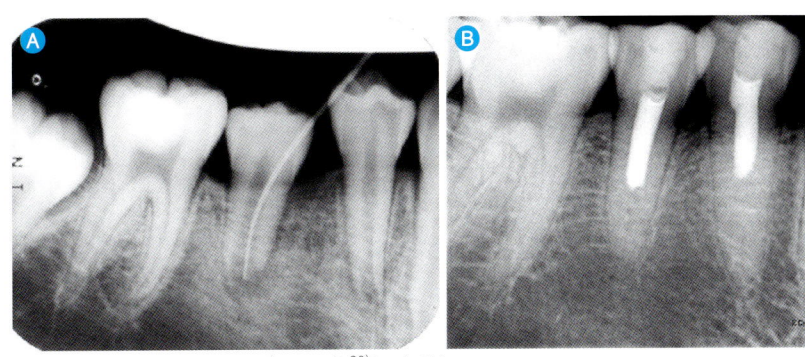

図21　MTAによるrevascularization（Jungら[20]による）
Ⓐ 5｜，術前のエックス線写真．根管未完成歯で根尖病変がある．瘻孔からガッタパーチャポイントを入れて撮影した．
Ⓑ 術後5年のエックス線写真．歯根がだいぶ成長している．

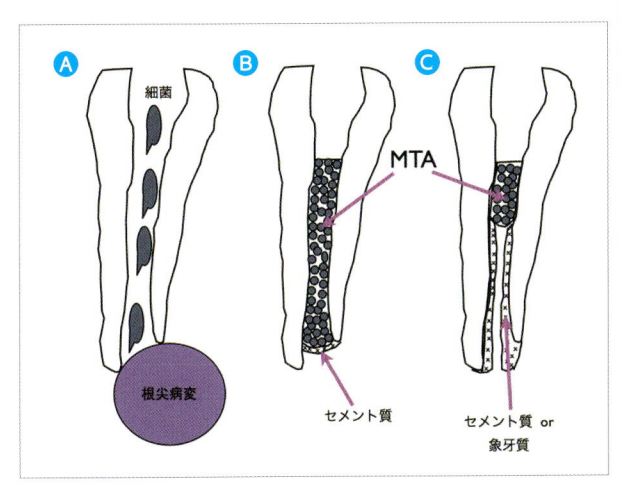

図22　Revascularization
Ⓐ 根未完成歯で根管内は感染しており，根尖病変ができている．
Ⓑ MTAによるapexification．根管内を清掃し，MTAで根管充填するとMTAに接してセメント質が形成される．根管内の消毒はそれほど厳密でなくても，1回治療でも治癒する可能性がある．しかし，MTAがあるために，歯根は伸長せず，象牙質の厚さも増さない．歯根は割れやすいままであろう．
Ⓒ MTAによるrevascularization．根尖孔から細胞が上がってきて，根管内で増殖しなくてはならないので，根管内の消毒は厳密である必要がある．根管内がある程度の期間，空の状態であるので，MTAの優れた封鎖性がコロナルリーケージを防げる可能性はあるが心配ではある．歯根は伸長し，象牙質の厚さも増すので，歯根は割れにくくなるであろうが，細管構造をもつ真性の象牙質が形成されるとは考えにくい．たぶん，骨（セメント質）に近い組織であろう．

い．根管内の広いスペースを血餅で満たしたまま放置する状態は，非常に感染に弱いので心配であるが，多くの成功例が報告されているので，杞憂なのかもしれない．また，感染根管治療の消毒薬としては否定された3-mix[22-26]が，このような形で復活してきたのは非常に興味深い．しかし，このような太い根管では，消毒剤に頼るよりは，マイクロエキスカおよび徹底した根管洗浄により根管壁を清掃するほうがよいのではないだろうか．dentin-pulp complexを作らせるためには，どういった根管壁表面の状態がよいのかは，今後の研究課題である．

❷のMTAを用いたapexificationにおいて，意図的にMTAを詰める位置を根管の中央部あたりで止めれば❸のrevascularizationが期待できる．このような症例も，数多くみられる（図21，22）．この方法のほうが，コロナルリーケージを防ぐためのMTA

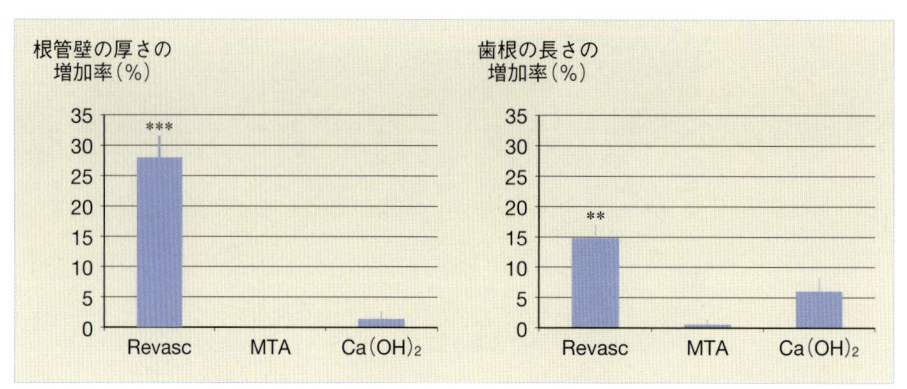

図23　Revascularizationによる根管壁の厚さと歯根の長さの変化（Jeeruphanら[25]）
Revasc：revascularization.
　MTAによるapexificationでは，歯根は成長しない．

の厚さが十分にとれるので，revascularizationよりはコロナルリーケージに対し安全であり，かつまたrevascularizationによるdentin-pulp complexの形成も期待できるので，より臨床的かと思われる（図23）．

　文献的には，封鎖材（MTA）の位置が曖昧なために，apexificationといってもrevascularizationに近いものがあり，逆のものもあるので，読むときは注意する必要がある．封鎖材の位置次第でどちらにもなるということである．

　Shabahangら[27]はイヌ感染根管の実験で，MTAはosteogenic protein-1，水酸化カルシウムよりも，根尖孔の封鎖の頻度が高く，炎症も少なかったと述べている．Hamら[28]のサル感染根管の実験（90日）では，MTAは水酸化カルシウムよりも，硬組織の形成がよく，炎症も少なかったと述べている．Felippeら[29]は，MTA充塡前に水酸化カルシウムを貼付したものより，貼付しないもののほうが，根尖部のバリヤー形成が良好であった（図24）と報告している．また，術前の感染状態が成績に大きな影響を及ぼす[30]（図25）．

　臨床的には，感染した根未完成歯の治療にMTAを用いたときには，エックス線的に81％[31]，76.5％[32]，85％[13]などの成功率が報告されている．また，アンケート調査で，米国の小児歯科医の86.3％が，感染した根未完成歯の治療にMTAを用いることが妥当であると回答したと報告[33]されている．

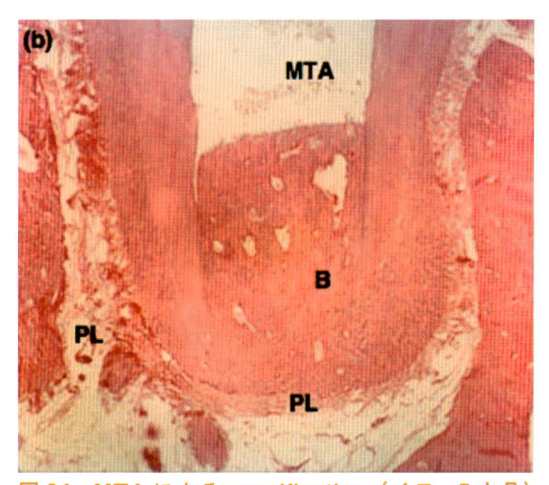

図24 MTAによるapexification（イヌ，5カ月）（Felippeら[29]）
MTAに接してバリアー（セメント質あるいは骨）が形成されている．

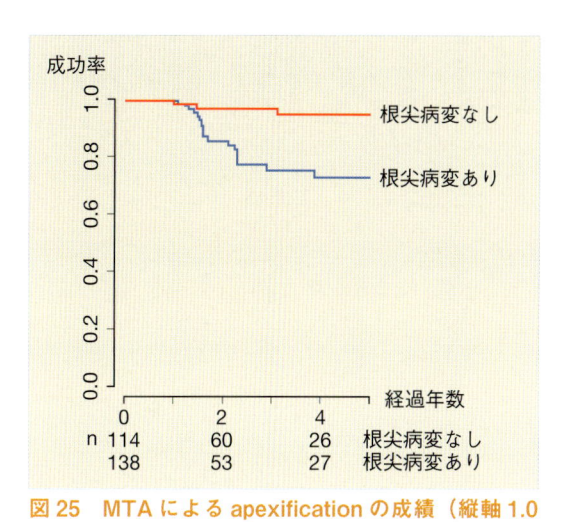

図25 MTAによるapexificationの成績（縦軸1.0が100%を意味する）（Menteら[30]）
術前にエックス線透過像があると成功率は経時的に低下する．

IV Clinical Application of MTA
Direct Capping

直接覆髄

　従来，直接覆髄は安定した結果が得られなかったため，あまり臨床応用されることはなかった．直接覆髄で患歯を治療できると，抜髄をしなくてもすむことになり，審美的にも良好であり，エンドに伴う歯根破折の危険を避けることができる，などさまざまな利点がある．

　さまざまな病理組織学的研究で，MTAは水酸化カルシウムよりも，デンティンブリッジの形成が良好で，歯髄組織の壊死，炎症が少ないと報告されている．

　Farsiら[34]は，可逆性歯髄炎の症例で，6，12，18，24カ月のリコール時の，臨床的，エックス線的診査で93％が良好だったと報告している．Bogenら[35]は，う蝕で露髄した歯で97.96％の成功であったと報告している．Minら[36]は，健全な智歯でMTAを用い直接覆髄を行った歯を病理組織学的に調べた結果，MTAでは全例でデンティンブリッジの形成が認められたが，水酸化カルシウムでは60％の歯にしか形成されなかったと報告している．同様の研究が上顎智歯でなされている[37]（図26）．

　筆者は，直接覆髄においては，緊密な封鎖により細菌の侵入を避けることができることが，MTAの最大の利点であると考えている．無論，MTAのもつbioactivityにも期待できるが，それのみに頼り，いい加減な修復で細菌の侵入を許すと成功はおぼつかないだろう．

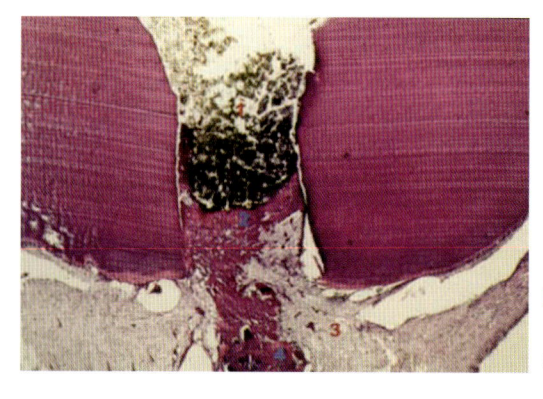

図26　MTAによる直接覆髄（Aeinehchiら[37]による）
ヒト智歯，2カ月後．デンティンブリッジができている．

表3 水酸化カルシウムとMTAの比較（重み付けをした成功率，%）（Aguilar[38]による）

	Ca(OH)$_2$	MTA	有意差
直接覆髄	70.6	90.5	あり
部分断髄	94.8	87.5	あり
生活断髄	86.6	96.1	なし

表4 根完成歯と根未完成歯の比較（重み付けをした成功率，%）（Aguilar[38]による）

	根完成歯	根未完成歯	有意差
直接覆髄	69.2	94.5	あり
部分断髄	90.6	94.6	なし
生活断髄	85.9	91.4	なし

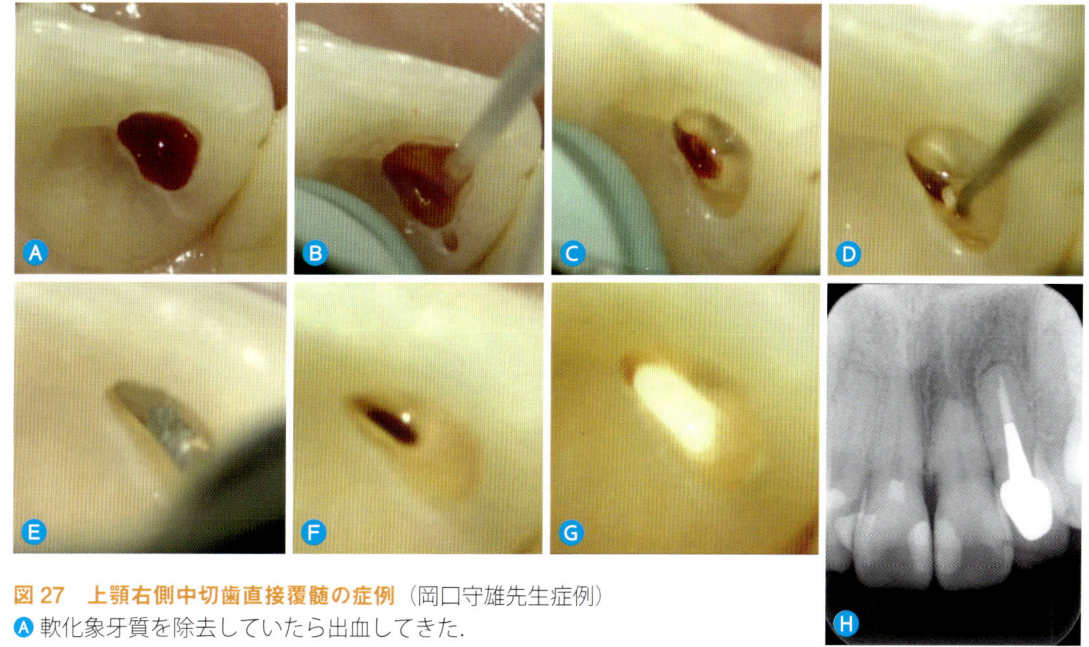

図27　上顎右側中切歯直接覆髄の症例（岡口守雄先生症例）
Ⓐ 軟化象牙質を除去していたら出血してきた．
Ⓑ ヒポクロリットで洗浄している．
Ⓒ 歯髄が認められる．
Ⓓ 穿孔部周囲をマイクロエキスカで清掃している．
Ⓔ 穿孔部より歯冠側の軟化象牙質をさらにマイクロエキスカで除去している．
Ⓕ 穿孔部の最終確認．
Ⓖ 穿孔部にMTAを詰めた．
Ⓗ CR充填直後のエックス線写真．

　Aguilarら[38]は，メタ分析による研究で，MTAを用いた直接覆髄，部分断髄，生活断髄の比較を行った．直接覆髄，部分断髄では，MTAは水酸化カルシウムよりも成績がよく，生活断髄では差がなかった．また，直接覆髄では，根が完成した歯より根未完成歯のほうが成績がよかったと報告している（表3，4）．

　岡口守雄先生にお借りした症例を図27，28に示す．また，岡口守雄先生によれば，間接覆髄においてもMTAは非常に有効であるとのことである．

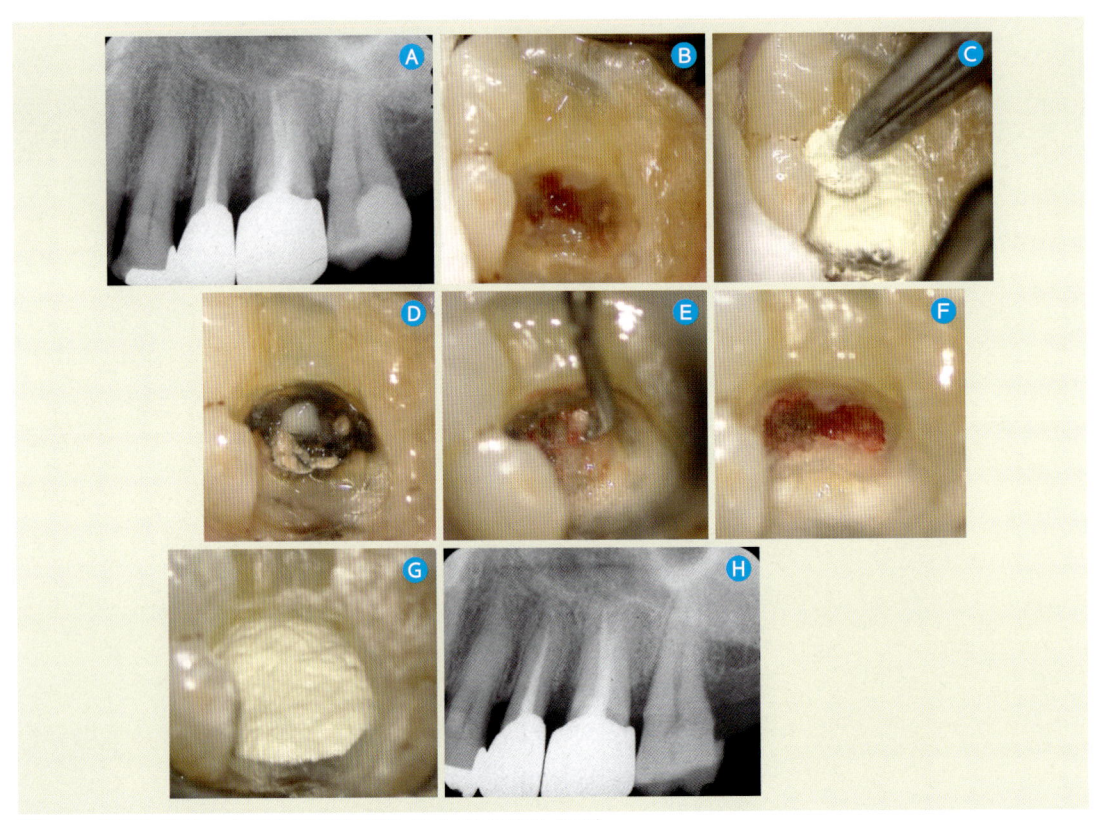

図28 上顎左側第二大臼歯の直接覆髄（岡口守雄先生症例）
Ⓐ 初診時のエックス線写真.
Ⓑ 軟化象牙質を除去すると出血してきた.
Ⓒ 露髄部にMTAを貼付し，ユージノールセメントにて仮封を行った.
Ⓓ 1カ月後，仮封脱離にて来院した．露髄部周囲に軟化象牙質が残存している.
Ⓔ ラウンドエキスカにてていねいに軟化象牙質を除去した.
Ⓕ 軟化象牙質を除去していくと，露髄面は大きくなり天蓋がほぼない状態となった.
Ⓖ 露髄面にMTAを再度貼付し，コンポジットレジンにて仮封した.
Ⓗ そのときのエックス線写真.

岡口先生は，露髄面にしっかりと硬組織が形成されるまで何度もリエントリーしてMTAを充填している．したがって，本症例は，なお治療途中である．

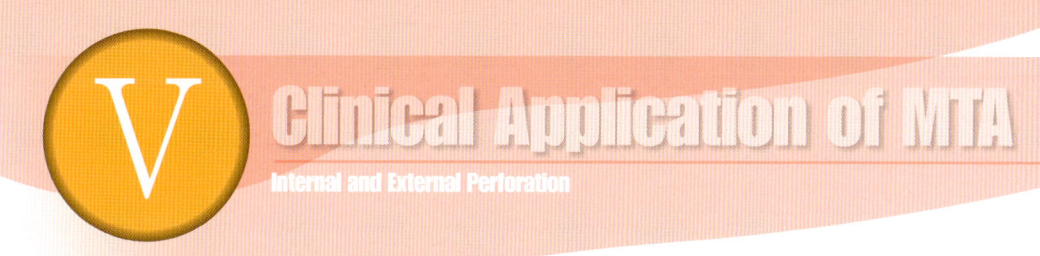

V Clinical Application of MTA
Internal and External Perforation

内，外部吸収

　内，外部吸収した歯の穿孔部を，外科的あるいは根管内から MTA で封鎖した症例報告[37]があるが，その数は多くない．内部吸収による穿孔を図29に示す．

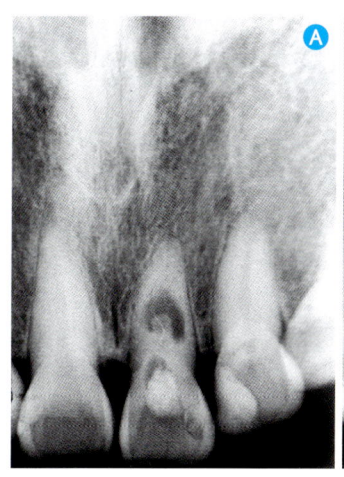

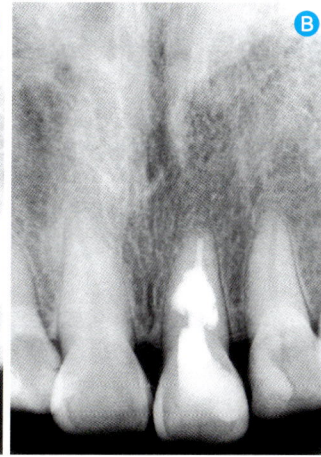

図29　内部吸収による穿孔
（Hsien ら[39]による）
Ⓐ 1┘，術前のエックス線写真．歯根の中央部に内部吸収が認められた．穿孔部は外科的に MTA で封鎖した．
Ⓑ 術後1年のエックス線写真．

VI 逆根管充塡

従来，根尖切除術の際の逆根管充塡材として，スーパーEBA，IRMがよく用いられてきたが，現在ではMTAはそれらより優れた材料であると認識されている．

Trabinejadら[40]は，術後10～18週で80％以上の実験例（イヌ）でセメント質が形成されたが，アマルガムを用いた実験例では，セメント質は形成されなかったと報告している（図30）．Trabinejadら[41]は，術後5月で5/6の実験例（サル）でMTAを完全に覆うセメント質の層が形成され，5/6で炎症は認められなかったが，アマルガムを用いた実験例では，全例に炎症が認められ，セメント質は形成されなかったと報告している．Baekら[42]は，スーパーEBA，アマルガムと比較し，炎症性細胞浸潤，骨の成熟，セメント質形成においてMTAが最も優れていたと報告している．Bernabeら[43]は，感染根管治療でスーパーEBA，IRMと比較し（180日），ユージノール（スーパーEBA，IRMに含まれている）は根尖歯周組織の治癒を阻害し，MTAだけがMTAに直接接した硬組織の形成を促進したと述べている．

臨床的には，Saundersら[44]は，MTAで逆根管充塡した276歯で88.8％の成功（4～72カ月）を報告している（表5）．von Arxら[45]は，MTAで91.3％の成功（158/173）を報告している（図31）．Tsesisら[46]のメタ分析による研究（表6）では，IRM，スー

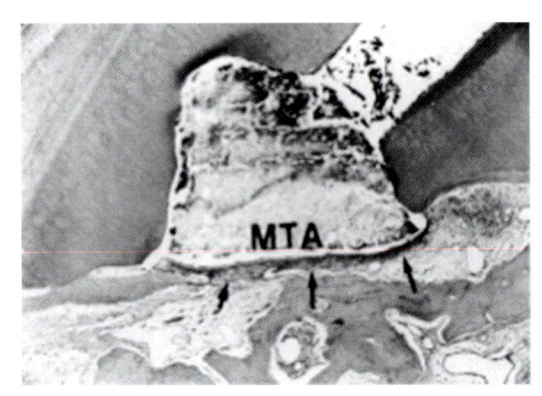

図30　MTAによる逆根管充塡（イヌ，5週，HE染色）
（Trabinejadら[40]）
　MTAに接してセメント質が形成されている．この歯は，根尖切除に先立ち，感染させた後，根管形成しシーラーとガッタパーチャで根管充塡されていた．

表5 臨床所見とエックス線写真による成績（Saundersら[44]）

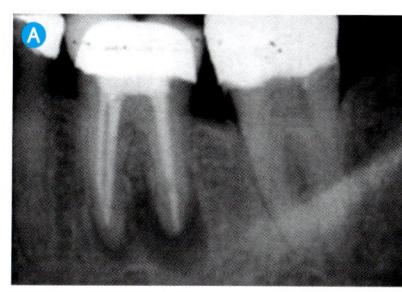

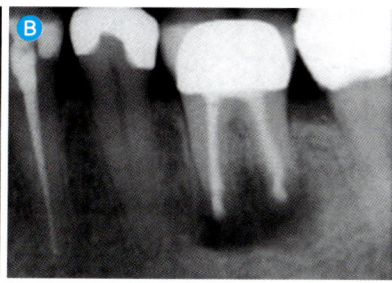

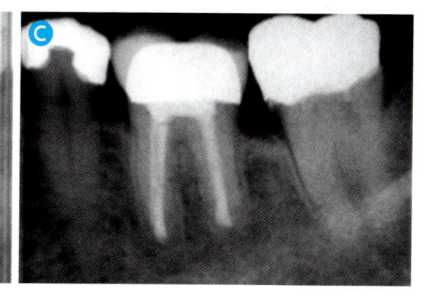

治癒形態	数	%
総数	276	100
完全治癒	163	59.1
改善傾向	60	21.7
不明	22	8
失敗	31	11.2
臨床的成功	246	88.8

図31 逆根管充填にMTAを用いた症例（von Arxら[45]による）
Ⓐ |6̄，術前のエックス線写真．
Ⓑ 近心根，遠心根ともに根尖3mmが切除され，MTAで逆根管充填された．
Ⓒ 術後1年のエックス線写真．よく治癒している．

表6 逆根管充填材による成績の違い（Tsesisら[46]）

	成功（％）	不明（％）	失敗（％）	症例数
ガッタパーチャ	88.5	0	11.5	78
IRM	84.7	3.4	11.9	320
MTA	90.8	6.1	3.1	424
EBA	89	4	7	699

表7 MTAを用いた根尖切除術の成績（Kimら[47]）

	エンドが原因の病巣			エンド-ペリオが原因の病巣		
	小	中	大	小	中	大
完全治癒	24	45	57	6	6	11
不完全治癒	4	7	4	4	1	3
はっきりしない治癒					1	4
満足できない治癒		1	6		3	1

パーEBAと比較し，MTAは高い成功率，優れた生体親和性をもつ最良の封鎖をし，組織再生を促進する唯一の材料である，と報告されている．Kimら[47]は，ペリオとの関連を調べている（表7）．エンド-ペリオの症例で，透過像が大きいものは治りにくいようである．

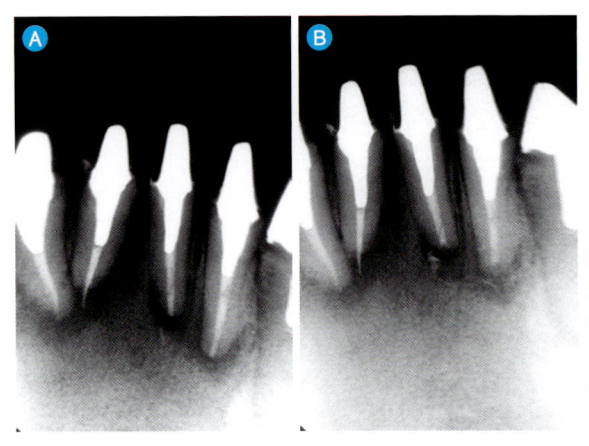

図32 下顎左側中切歯，下顎左側側切歯．逆根管充填材にMTAを用いた症例．
Ⓐ 1̲ 2̲，術前のエックス線写真．約6年前に，治療したのだが全く治癒していない．
Ⓑ 根尖切除後のエックス線写真．逆根管充填にはMTAを用いた．

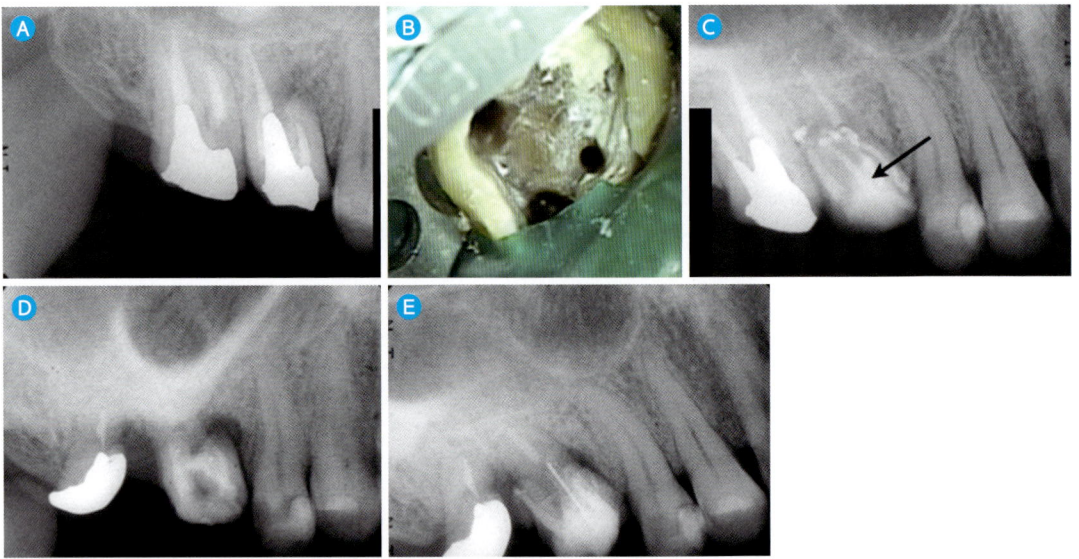

図33 穿孔部の処置と根尖切除にMTAを用いた症例
Ⓐ 6̲，術前のエックス線写真．口蓋根管のポストが太すぎる
Ⓑ 口蓋根管の根管口付近で穿孔していたので，MTAを詰めた．
Ⓒ エンド術後のエックス線写真．→はMTA．
Ⓓ 4.5年後，近心根の根尖病変が大きくなったので近心根を根尖切除した直後のエックス線写真．
Ⓔ 手術後1月のエックス線写真．症状はなくなった．

　手術時の出血により，確実にコンデンスしないとMTAは流されやすく，血液はMTAの水和を阻害し，MTA中に混入するとMTAの物性が低下するので（基礎編14頁参照），術中の出血のコントロールが大事である．

　筆者の症例を図32，33に示す．

VII 根管充塡

Clinical Application of MTA
Root Canal Filling

　MTAによる根管充塡に関しては，Bogenら[48]のよい総説論文がある．まずは，これをじっくり読まれることをお勧めする．

　MTAで根管充塡すれば，① MTAは濡れた状態でも硬化し封鎖性がよく[49,50]，長期にわたって安定して細菌をentombできる，② MTAは水和の初期に水酸化カルシウムを放出し静菌作用が持続する，③ 水酸化カルシウムなどからハイドロキシアパタイトが作られ組織の再生を促進し，セメント質が形成されやすい，などの利点があるので，最良の結果が得られる可能性がある．

　しかし，水酸化カルシウムが析出するということで，MTAの一部が失われ，封鎖性が脆弱になることがやや心配であったが，水酸化カルシウムなどから放出されたカルシウムイオンと組織液中のリン酸によりハイドロキシアパタイト（HA）が形成される．HAは，象牙質との隙間あるいはMTA内の微細な隙間を埋めると報告されている[基礎編文献65,67]ので，その心配はそれほど問題にはならないのかもしれない．

　筆者の臨床的な経験からは，MTA根管充塡により，従来難しいと考えられてきた症例も非常によく治癒するようである．長年にわたって用いられてきたガッタパーチャ根管充塡は，① 長い時間が経過するとガッタパーチャが収縮しシーラーとの間に隙間ができやすい，② シーラーは吸収されやすくシーラーが吸収されるとentombされた細菌が復活し，根尖病変が再発する，などの欠点があり，歯冠修復物の協力によってかろうじてコロナルリーケージを防ぐことができる程度の，脆弱なものだったのかもしれない．

　長期的にみると，MTA根管充塡がガッタパーチャ根管充塡よりは比較にならないくらい優れているという可能性は大きい．現在までのところ，基礎的な実験ではそれほど大きな差は出ていないものの，臨床的な条件は，基礎的な実験とは比較にならないくらい厳しい（温度変化による歯質の変形，応力による歯質の変形，生体内での湿潤，根尖歯周組織による異物（根管充塡材）の貪食，使用期間が非常に長くなる，など）ので，

将来的には，長期経過例が集まってくるに従い（感染根管治療が再発するには5〜10年を要するため）MTAはガッタパーチャより長期的安定性の面で，はるかに優れているということが認められるようになるかもしれない．

1　MTA根管充塡の適応

- 根尖孔付近で穿孔している症例
- 根尖孔の大きい症例
- 穿孔部と本来の根管を分けて根管充塡するのが難しい症例
- より確実な根尖部の封鎖が求められる症例

　根尖部の根管は複雑な形態をしていることが多く，目立たないものの偶発的穿孔，根尖孔のジップ形成，などの事故が生じやすく，そのような根管においても確実な封鎖が，MTA根管充塡では期待できる．

2　MTA根管充塡の利点

- MTAは水分の存在下で硬化するので，確実な根尖孔の封鎖が期待できる．
- 根管充塡材が一塊（mono block）となって硬化するので，安定して根管を封鎖できる．
- Entombが，より確実だと期待できる．
- MTAは生体活性をもち，表面にハイドロキシアパタイトの結晶を析出する．
- 水酸化カルシウムの静菌作用が期待できる．

3　MTA根管充塡の欠点

- 材料が非常に高価である（MTAの使用量が多い）．
- 充塡が難しい（MTAの根尖部への移送が難しい，特に彎曲根管において）．
- 充塡に時間がかかる．
- 気泡ができやすい[50]（図34）．

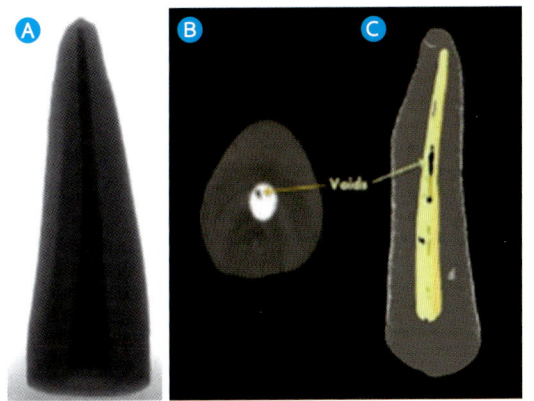

図34　MTA根管充填中の気泡（EL-Ma'aitaら[50]による）

- 側枝への根管充填が期待できない．
- 水分から離れた場所（根管の中央部）では，MTA硬化のために必要な水が不足する（完全には硬化しない可能性がある）[51]．
- 除去が困難なため再治療が難しい[52,53]．

通常の状態では，根管内の硬化したMTAを除去するのは非常に困難であり，根管内からの再治療は新たな穿孔を生じる危険が大きい．失敗すると，根尖切除か，意図的再植になる可能性が高いので，根管内の清掃をかなり丁寧に行い，十分な技術，覚悟がある場合にのみ施術するようにする．患者さんにもよく説明しておくことが大事である．

【注】WMTAは流動性が悪いので，ガッタパーチャとの根管充填でシーラーとして用いることはできない．

4　MTA根管充填の手順

経済性を考慮し，根尖部3～5mmをMTAで根管充填し，根管口寄りの部分はガッタパーチャで垂直加圧するという方法もあるが，逆根管充填の場合には2mm以下のものでは，漏洩が多かったとする報告[54]もあるので，ポスト形成する部分を除き，根管全体をMTAで充填したほうがよい（図35）．

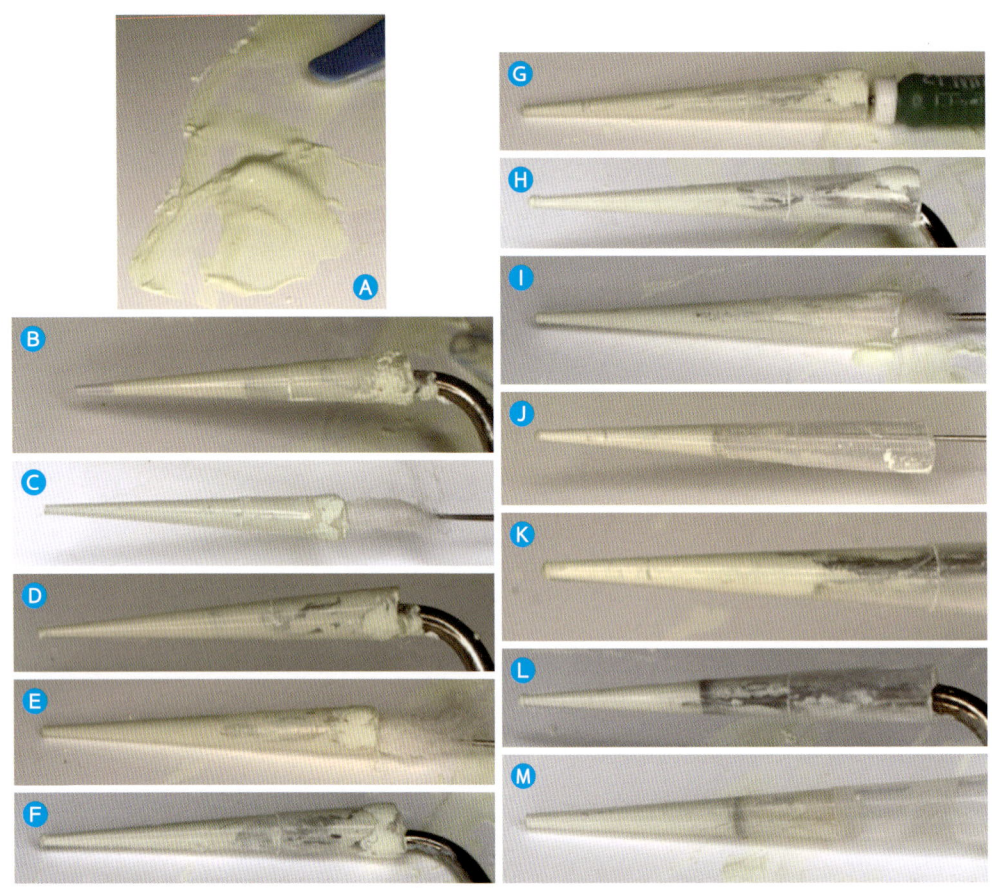

図35 MTA 根管充填の手順（ピペットチップに充填）

Ⓐ 根管充填なので少し軟らかめに練った（少し軟らかすぎた）．移送には Map System などを用いたほうがたやすい．

Ⓑ 根管充填器でコンデンスしている．水が多いので，根管充填器がプカプカと根管内で自由に上下できる（抵抗が感じられない）．

Ⓒ これではだめなので，ブローチ綿栓（ペーパーポイントでもよいが，筆者にはブローチ綿栓のほうが使いやすい）で水分を吸収した．そのときに，MTA も綿栓に多量に吸収されてしまったので，

Ⓓ 先ほどよりは硬めに練った MTA を根管内に追加し，根管充填器でコンデンスした．

Ⓔ 余剰の水分をブローチ綿栓で吸収した．

Ⓕ 根管充填器でコンデンスしている．根尖部の MTA がだいぶ硬くなってきた．

Ⓖ 念のために根尖部の MTA に隙間がないか（根尖より手前で，デンティンブリッジのような形で MTA の硬い壁ができることがあり，そうするとアンダー根管充填になってしまうことがある．臨床的には，このためにアンダーになることが多いので注意を要する．特に細い根管の場合），#35 の K ファイルを根尖少し手前まで入れ，コンデンスした．

Ⓗ K ファイルでつき壊された部分を根管充填器で再度コンデンスしている．

Ⓘ 余剰の水分をブローチ綿栓で吸収している．

Ⓙ ブローチで隙間がないかチェックしている．

Ⓚ 再度，根管充填器でコンデンスしている．根尖 1/3 くらいのところに隙間がみえる．

Ⓛ 再度，コンデンスした．

Ⓜ 根管充填の完了．根管充填器の先端が MTA により削れ，MTA の上部が黒変している．

【注意】実際には MTA 根管充填では，長さのコントロールが難しい．根尖付近に MTA の壁を作るのが大事である．この壁ができないと，MTA は根尖孔外に溢出してしまう．MTA の壁を作るためには，根管充填器の先端が根尖より 1〜2 mm 程度手前まで入るようにし，上手に水分を吸い取りながらコンデンスする．

移送方法

- 特殊な器具（Map System など）を用いる．
- 平頭充塡器で移送する．
- 根管充塡器を用いる．

コンデンスの方法

- 根管充塡器を用いる．
- K ファイルを用いる（Lawaty techinique[48]，コラム参照）．
- 超音波振動を加える．

《注》パテ状の MTA は太い前歯部などの根管では非常に詰めやすいが，大臼歯などの細い根管では，手前で引っかかりアンダー根管充塡になりやすいので，用いることはできない．

5 MTA はオーバー根管充塡したらどうなるか

MTA は生体親和性の高い材料であるので，それほどは心配することはないようである[55,56]（図 36）．

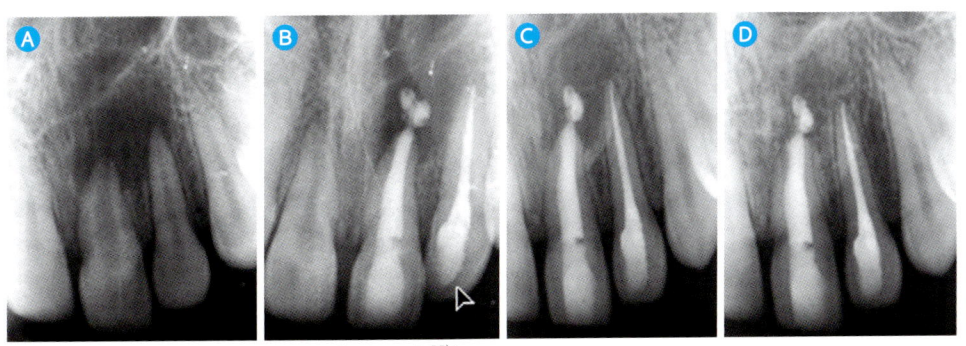

図 36 オーバー根管充塡された MTA（Tahan ら[55]）
Ⓐ 1 2｜ 術前のエックス線写真．両歯にまたがる透過像が認められる．
Ⓑ 1｜ は MTA で根管充塡した．左上側切歯は，AH Plus とガッタパーチャポイントによる側方加圧根管充塡をした．
Ⓒ 6 カ月後．Ⓓ 1 年後．

COLUMN Lawaty による MTA 根管充塡法[48]

Lawaty による根管充塡（図 A）

それぞれ，Lawaty 法で根管充塡された術後の X 線写真．形成が細いにもかかわらず，かなりよく根管充塡されている．歯冠歯髄腔に MTA のプールを作り，それを丹念に K ファイルで根尖まで押し込む．

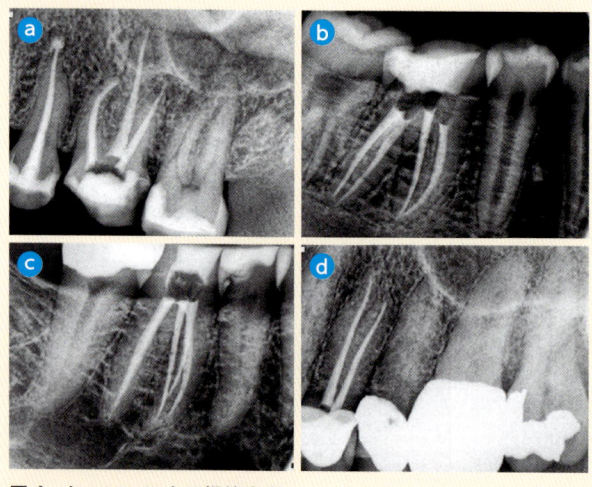

図 A　Lawaty による根管充塡

Lawaty 法（筆者の変法）（図 B）

やや，軟らかめに練った MTA を根管内に満たし，K ファイルで根尖方向に送り込む．最初は，抵抗感なく，MTA が根尖孔外へどんどん出ているような手指の感覚であるが，何度も繰り返すと根尖孔付近に MTA が蓄積されてきて，K ファイルを押すときに抵抗感が出てくる．少し手前の位置で抵抗感が出てくることもよくあるので，アンダーにならないように，しっかりと MTA を充塡する．根尖孔から 2〜3 mm くらいのところまで，MTA が詰ったら根管充塡器でコンデンスし，余剰の水をブローチ綿栓で拭きとり，さらに MTA を追加し，根管充塡器でコンデンスする．根管口付近あるいは根管壁に残っている MTA をかき集めて，さらに K ファイル，根管充塡器で必要な位置まで MTA を充塡する．根管充塡器で余分な水分をしぼり出し，ブローチ綿栓で水分を吸収して，表面が少し乾いているような状態になるまでコンデンスできたら，水を浸した小綿球を置き，仮封する．

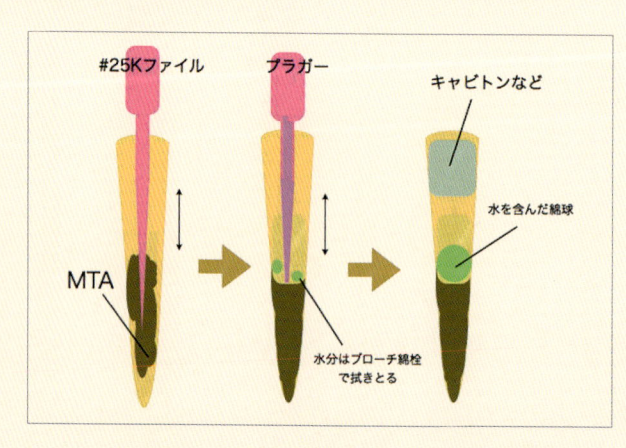

図 B

6 MTA 根管充塡の臨床例

図 37〜40 に MTA 根管充塡の臨床例を示す．

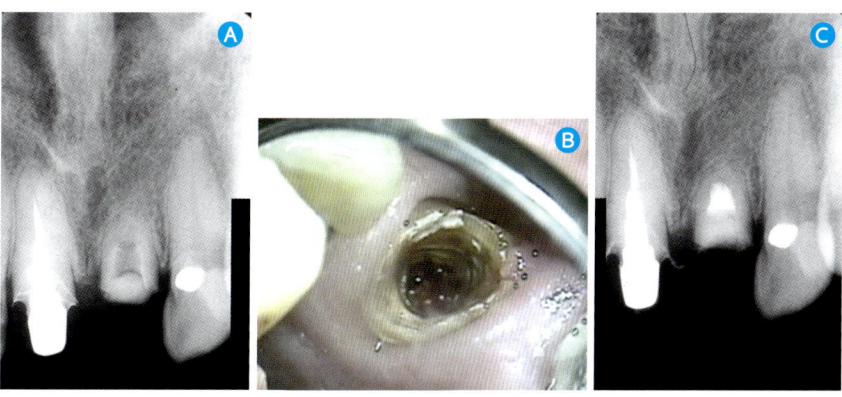

図 37　大きな根尖孔をもつ歯の根管充塡
Ⓐ ⌊1，術前のエックス線写真．
Ⓑ 顕微鏡像．根尖孔は大きく，根尖孔外の歯周組織がよくみえる．
Ⓒ MTA で根管充塡した．少し手前にみえるが，この位置で歯周組織と接している．

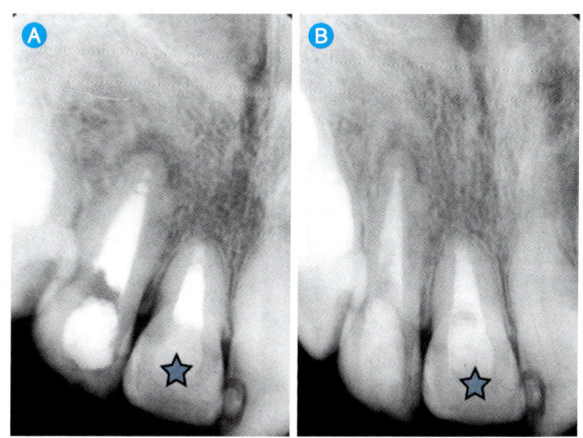

図 38　大きな根尖孔をもつ歯の根管充塡
Ⓐ ⌊1，術前のエックス線写真．
Ⓑ 術後のエックス線写真．根尖孔が大きかったので，MTA 根管充塡した．⌊2 は，通常に垂直加圧根管充塡した．

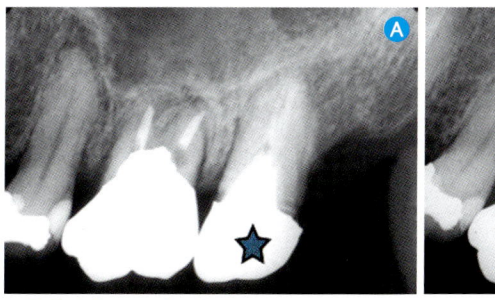

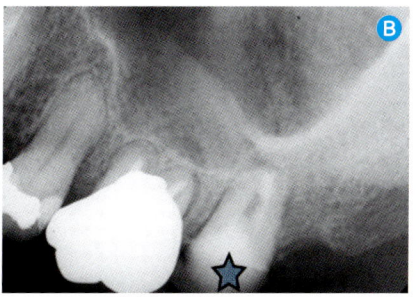

図 39　大きな根尖孔をもつ歯の根管充塡
Ⓐ ⌊7，術前のエックス線写真．
Ⓑ 術後のエックス線写真．根尖孔が大きかったので，MTA 根管充塡した（2 根管）．

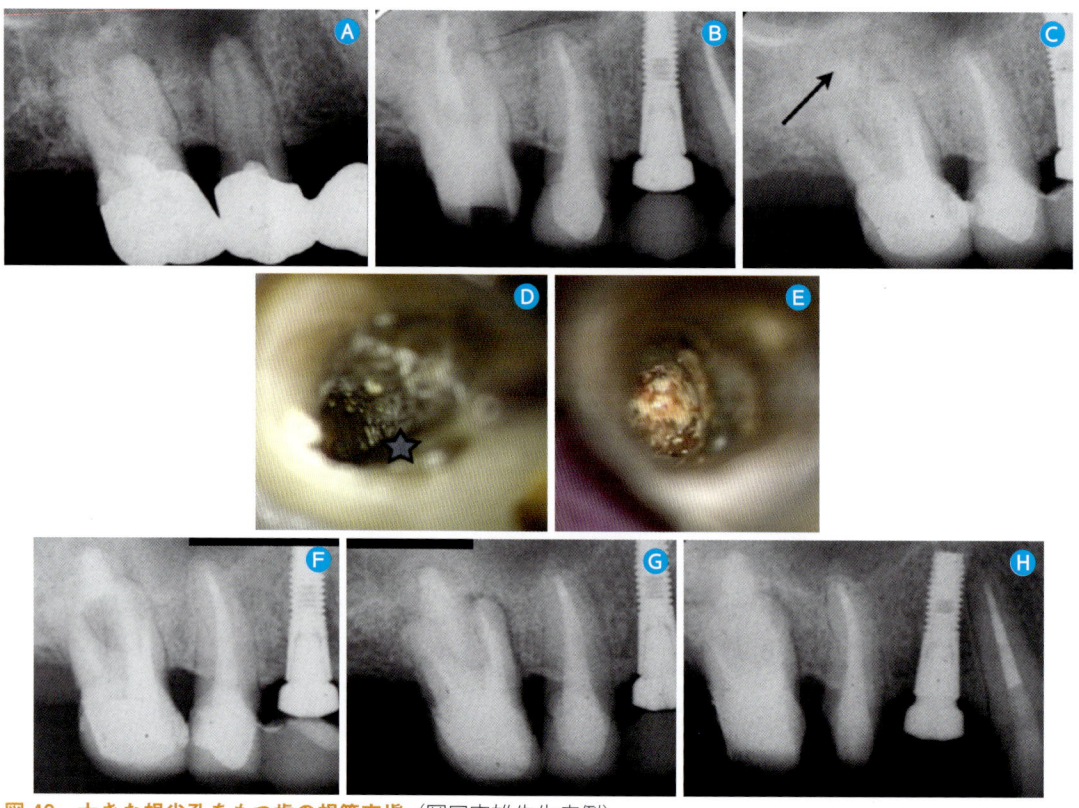

図40 大きな根尖孔をもつ歯の根管充填（岡口守雄先生症例）
マイクロエキスカで根尖部の感染象牙質を徹底的に除去したため，根尖孔はかなり大きくなっている．
Ⓐ 6̲|，術前のエックス線写真．
Ⓑ Ⓐのエックス線写真撮影直後4根管処置したが，口蓋根管根尖部の透過像が改善されなかったので，4年後に再治療したときの術後のエックス線写真．
Ⓒ Ⓑから1年半後のエックス線写真．口蓋根管周囲の透過像が改善されなかったので，口蓋根管のみ再治療した．顕微鏡下で，口蓋根管（→）のみ，感染歯質をマイクロエキスカでていねいに除去した．
Ⓓ マイクロエキスカ（★）で感染歯質を除去中の顕微鏡写真．
Ⓔ 口蓋根根尖孔周囲の外表面の感染歯質も根管内からマイクロエキスカで除去したため，根尖孔が大きく拡大されている．根尖歯周組織がみえる．
Ⓕ 根尖孔が拡大されているため，MTAで根管充填した．
Ⓖ Ⓕから2年後，近心頬側根が破折したため，顕微鏡下で根管内からマイクロエキスカで亀裂内を清掃し，スーパーボンドで接着した．その術後のエックス線写真．
Ⓗ Ⓖから1年後のエックス線写真．口蓋根管の根尖部周囲は問題ない．近心頬側根の透過像も改善しているようである．

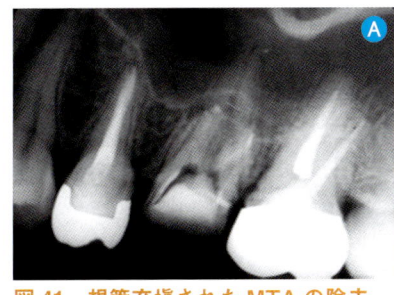

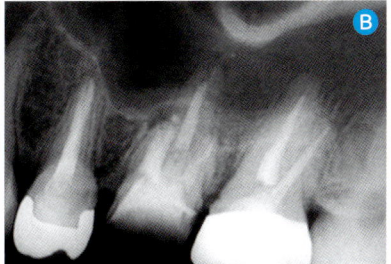

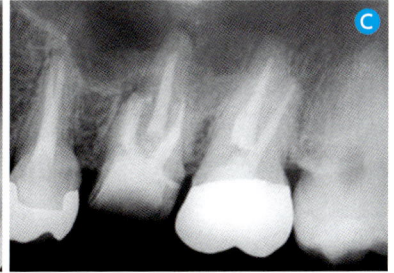

図41　根管充填されたMTAの除去
Ⓐ 6⎿，術中（ガッタパーチャの除去の1回目）のエックス線写真．自分ではかなりていねいに除去したつもりだったが，これだけガッタパーチャが残っていた．
Ⓑ 近心，口蓋根管の根管充填（MTA）後のエックス線写真．
Ⓒ 口蓋根管はアンダーであったので，超音波チップでMTAを除去し，もう1回MTA根管充填した．今回もアンダーになってしまった．遠心根管のみ垂直加圧根管充填した．

7　MTAの除去

　超音波チップで除去する．顕微鏡下でも，WMTAだと歯質と色が近似しているのでかなり難しい．根管壁を切削しないようにていねいに時間をかけて行う．顕微鏡がない場合には，根管充填されたMTAを安全に除去するのはほとんど不可能である（図41）．

8　シーラーとしてのMTA[57,58]（基礎編表5参照）

　MTAによる根管充填は，時間がかかり難しいため，その欠点を克服するために，MTA系のシーラーが開発された．水で練るもの，2液を練り合わせるもの，シリンジから出してそのまま使えるもの，などがある．通常は，ガッタパーチャポイントと併用して側方加圧根管充填法で用いる．垂直加圧では熱を加えるので，水分が失われ，MTAの水和が停止する恐れがある．また，この方法では，ガッタパーチャポイントとMTA系のシーラーの界面の脆弱さが気になる．ガッタパーチャポイントは収縮するので，長い時間が経過すると両者の間に隙間ができてしまうのではないだろうか．

　MTA系のシーラーがAH Plusと同等の封鎖性を示した（垂直加圧根管充填，fluid filtrationによる漏洩試験）という報告[57]と，MTA系のシーラーが最大の細菌の漏洩を示した（側方加圧根管充填）という報告[58]がある．

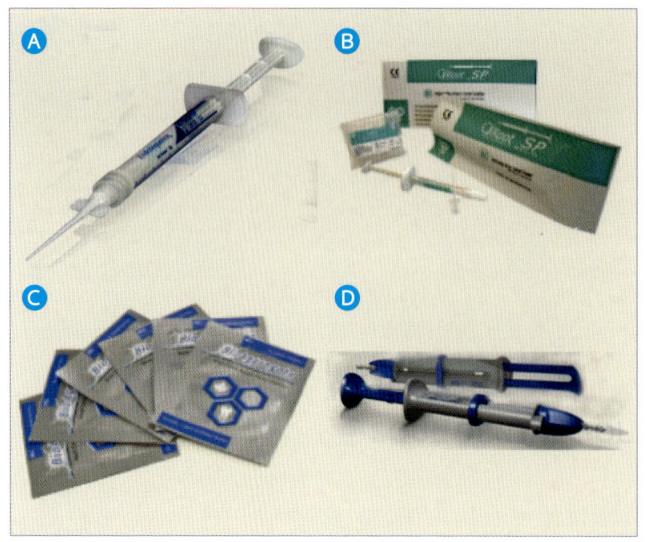

図42 各種MTA系のシーラー
- Ⓐ EndoSequence BC sealer（Brasseler, USA）：プレミックスタイプ．このまま使用できる．
- Ⓑ IRoot SP（Innovative BioCeramix, Canada）：プレミックスタイプ．このまま使用できる．
- Ⓒ BioAggregate（Innovative BioCeramix, Canada）：水で練って用いる．穿孔の封鎖にも使える．
- Ⓓ MTA Fillapex（Angelus, Brazil），ヨシダ：使用時に2液が混合される．

　MTA系のシーラーでは，可塑性を出すために親水性のレジンが入っているものが多い．また，アパタイトを作らせようとリン酸が入っているものも多い．個人的な見解ではあるが，材料としての物性は，PCが一番よいと思われ，いろいろなものを添加したり（BiO_2などがその例），除いたり（鉄分など）すると，PC本来の良さが薄れるようである．また，MTA系のシーラーでは，根管内の水分で硬化すると言っているものも多いが，それで水和のための水分量は十分なのだろうか．そこで，筆者は，もう少し評価が定まってから使用すべきだと思っている（図42）．

VIII Clinical Application of MTA
Sealing of Root Crack

歯根の亀裂の封鎖[59,60]

　MTAは封鎖性は高いが，象牙質に接着するわけではないので，亀裂の隙間を埋める材料として用いるのはよい（図43）が，完全に分離した歯根の間に詰めても良好な予後は期待できない（図44）と思われる．

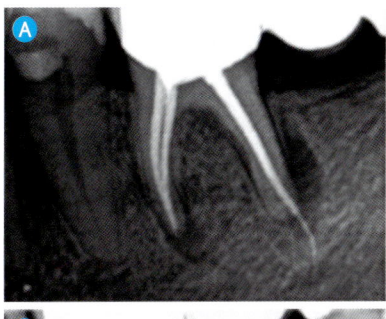

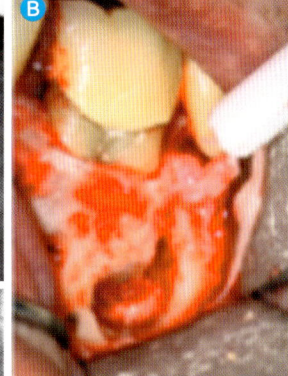

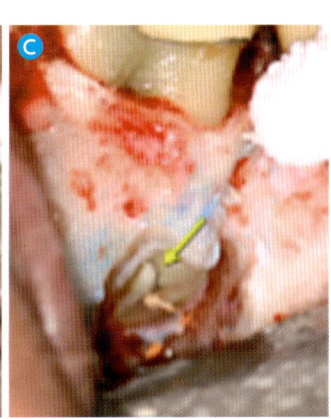

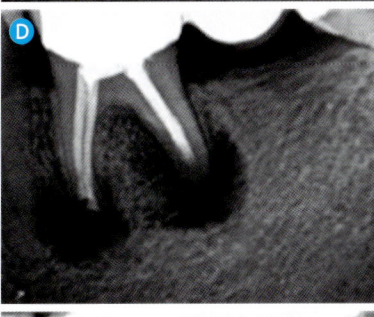

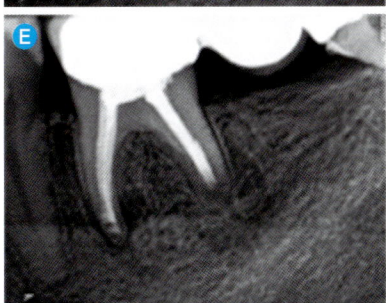

図43　歯根の亀裂部分のMTAによる封鎖（Yildirimら[59]による）
Ⓐ 6̲，術前のエックス線写真．
Ⓑ 遠心根根尖部を外科的に切除し，肉芽組織を掻爬した．
Ⓒ →部分の亀裂による裂溝をMTAで封鎖した．
Ⓓ 術直後のエックス線写真．
Ⓔ 1年後のエックス線写真．治癒は良好である．

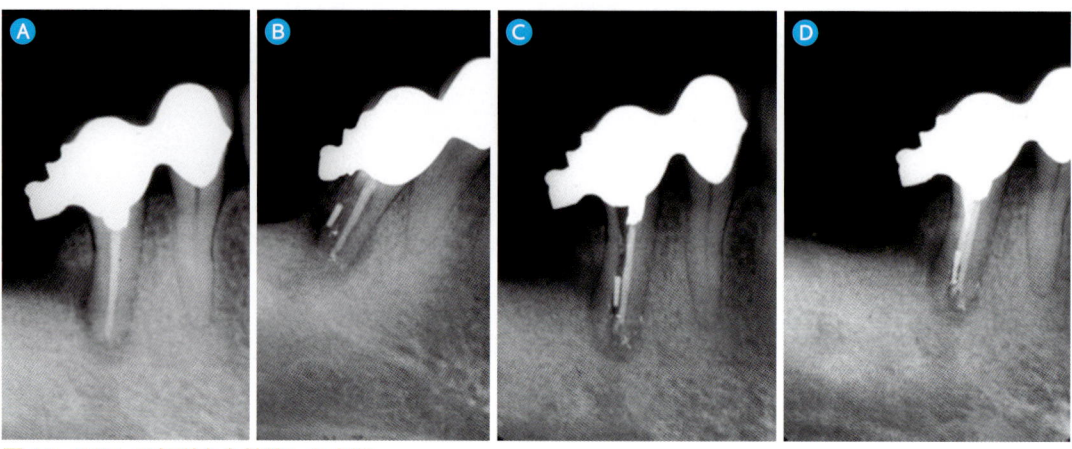

図44 MTAで亀裂内を封鎖した症例
ⓐ 6̅, 術前のエックス線写真.
ⓑ 前医が治療しても症状が改善しないということで，依頼された．筆者が術中に撮影したエックス線写真．根管がきれいにあいていたので，ガッタパーチャが写っていたことに驚いた．前医がガッタパーチャの側方に根管を作ったようである
ⓒ 術中のエックス線写真．歯根の破折が拡大したようにみえた．
ⓓ MTAで根管を封鎖した．本来の根管は垂直加圧根管充塡した．その1週後には，症状もだいぶ改善して患者さんは大喜びだったが，「割れていそうなので長くは持ちません」と患者さんに説明した．筆者は，予後にあまり希望をもっていない．
【注】顕微鏡なしに，クラウンの上からエンドするのは無謀である．

《文献》
1 MTA の取り扱い
1) Torabinejad M, Chivian N. Clinical applications of mineral trioxide aggregate. J Endod 1999 ; 25 : 197-205.
2) Bae JH, Choi YH, Cho BH. Autotransplantation of teeth with complete root formation : A case series. J Endod 2010 ; 36 : 1422-6.
3) Lee ES. A new mineral trioxide aggregate root-end filling technique. J Endod 2000 ; 26 : 764-5.
4) Aminoshariae A, Hartwell GR, Moon PC. Placement of mineral trioxide aggregate using two different techniques. J Endod 2003 ; 29 : 679-82.
5) Lawley GR, Schindler WG, Walker WA 3rd, Kolodrubetz D. Evaluation of ultrasonically placed MTA and fracture resistance with intracanal composite resin in a model of apexification. J Endod 2004 ; 30 : 1017-20.
6) Kayahan MB, Nekoofar MH, Kazandag M, et al. Effect of acid-etching procedure on selected physical properties of mineral trioxide aggregate. Int Endod J 2009 ; 42 : 1004-14.
7) Lee YL, Lin FH, Wang WH, Ritchie HH, Lan WH, Lin CP. Effects of EDTA on the hydration mechanism of mineral trioxide aggregate. J Dent Res 2007 ; 86 : 534-8.
8) Belobrov I, Parashos P. Treatment of tooth discoloration after the use of white mineral trioxide aggregate. J Endod 2011 ; 37 : 1422-6.

2 偶発的穿孔の処置
9) Tsesis I, Rosenberg E, Faivishevsky V, Kfir A, Katz M, Rosen E. Prevalence and associated periodontal status of teeth with root perforation : A retrospective study of 2,002 patients' medical records. J Endod 2010 ; 36 : 797-800.
10) Ibarrola JL, Biggs SG, Beeson TJ. Repair of a large furcation perforation : A four year follow-up. J Endod 2008 ; 34 : 617-9.
11) Mente J, Hage N, Pfefferle T, Koch MJ, Dreyhaupt J, Staehle HJ, Friedman S. Mineral trioxide aggregate apical plugs in teeth with open apical foramina : A retrospective analysis of treatment outcome. J Endod 2009 ; 35 : 1354-8.
12) Pitt Ford TR, Torabinejad M, McKendry DJ, Hong CU, Kariyawasam SP. Use of mineral trioxide aggregate for repair of furcal perforations. Oral Surg Oral Med Oral Pathol Oral Radiol Endod 1995 ; 79 : 756-63.
13) Al-Daafas A, Al-Nazhan S. Histological evaluation of contaminated furcal perforation in dogs' teeth repaired by MTA with or without internal matrix. Oral Surg Oral Med Oral Pathol Oral Radiol Endod 2007 ; 103 : e92-9.
14) Holland R, Bisco Ferreira L, de Souza V, Otoboni Filho JA, Murata SS, Dezan E Jr. Reaction of the lateral periodontium of dogs' teeth to contaminated and noncontaminated perforations filled with mineral trioxide aggregate. J Endod 2007 ; 33 : 1192-7.

3 Apexification と Revascularization
15) Holden DT, Schwartz SA, Kirkpatrick TC, Schindler WG. Clinical outcomes of artificial root-end barriers with mineral trioxide aggregate in teeth with immature apices. J Endod 2008 ; 34 : 812-7.
16) Sedgley CM, Wagner R. Orthograde retreatment and apexification after unsuccessful endodontic treatment, retreatment and apicectomy. Int Endod J 2003 ; 36 : 780-86.
17) Mente J, Hage N, Koch MJ, Dreyhaupt J, Staehle HJ, Friedman S. Mineral trioxide aggregate apical plugs in teeth with open apical foramina : A retrospective analysis of treatment outcome. J Endod 2009 ; 35 : 1354-8.
18) Kusgoz A, Yildirim T, Er K, Arslan I. Retreatment of a resected tooth associated with a large periradicular lesion by using a triple antibiotic paste and mineral trioxide aggregate : A case report with a thirty-month follow-up. J Endod 2009 ; 35 : 1603-6.
19) Cotti E, Mereu M, Lusso D. Regenerative treatment of an immature, traumatized tooth with apical periodontitis : Report of a case. J Endod 2008 ; 34 : 611-6.
20) Jung IY, Lee SJ, Hargreaves KM. Biologically based treatment of immature permanent teeth with

pulpal necrosis : A case series. J Endod 2008 ; 34 : 876-87.
21) Chueh LH, Ho YC, Kuo TC, Lai WH, Chen YH, Chiang CP. Regenerative endodontic treatment for necrotic immature permanent teeth. J Endod 2009 ; 35 : 160-4.
22) Ding RY, Cheung GS, Chen J, Yin XZ, Wang QQ, Zhang CF. Pulp revascularization of immature teeth with apical periodontitis : A clinical study. J Endod 2009 ; 35 : 745-9.
23) Bose R, Nummikoski P, Hargreaves K. A retrospective evaluation of radiographic outcomes in immature teeth with necrotic root canal systems treated with regenerative endodontic procedures. J Endod 209 ; 35 : 1343-9.
24) Petrino JA, Boda KK, Shambarger SS, Bowles, McClanahan SB. Challenges in regenerative endodontics : A case series. J Endod 2010 ; 36 : 536-41.
25) Jeeruphan T, Dip G, Jantarat J, Yanpiset K, Suwannapan L, Khewsawai P, Hargreaves KM. Mahidol study 1 : Comparison of radiographic and survival outcomes of immature teeth treated with either regenerative endodontic or apexification methods : A retrospective study. J Endod 2010 ; 38 : 1330-6.
26) Kim JH, Kim Y, Shin SJ, Park JW, Jung IY, Tooth discoloration of immature permanent incisor associated with triple antibiotic therapy : A case report. J Endod 2010 ; 36 : 1086-91.
27) Shabahang S, Torabinejad M, Boyne PP, Abedi H, McMillan P. A comparative study of root-end induction using osteogenic protein-1, calcium hydroxide, and mineral trioxide aggregate in dogs. J Endod 1999 ; 25 : 1-5.
28) Ham KA, Witherspoon DE, Gutmann JL, Ravindranath S, Gait TC, Opperman LA. Preliminary evaluation of BMP-2 expression and histological characteristics during apexification with calcium hydroxide and mineral trioxide aggregate. J Endod 2005 ; 31 : 275-9.
29) Felippe WT, Felippe MC, Rocha MJ. The effect of mineral trioxide aggregate on the apexification and periapical healing of teeth with incomplete root formation. Int Endod J 2006 ; 39 : 2-9.
30) Mente J, Leo M, Panagidis D, Ohle M, Schneider S, Bermejo JL, Pfefferle T. Treatment outcome of mineral trioxide aggregate in open apex teeth. J Endod 2013 ; 39 : 20-26.
31) Simon S, Rilliard F, Berdal A, Machtou P. The use of mineral trioxide aggregate in one-visit apexification treatment : A prospective study. Int Endod J 2007 ; 40 : 186-97.
32) Sarris S, Tahmassebi JF, Duggal MS, Cross IA. A clinical evaluation of mineral trioxide aggregate for root-end closure of non-vital immature permanent incisors in children : A pilot study. Dent Traumatol 2008 ; 24 : 79-85.
33) Mooney GC, North S. The current opinions and use of MTA for apical barrier formation of non-vital immature permanent incisors by consultants in paediatric dentistry in the UK. Dent Traumatol 2008 ; 24 : 65-9.

4 直接覆髓

34) Farsi N, Alamoudi N, Balto K, Mushayt A. Success of mineral trioxide aggregate in pulpotomized primary molars. J Clin Pediatr Dent 2005 ; 29 : 307-11.
35) Bogen G, Kim JS, Bakland LK. Direct pulp capping with mineral trioxide aggregate : an observational study. J Am Dent Assoc 2008 ; 139 : 305-15.
36) Min KS, Park HJ, Lee SK, et al. Effect of mineral trioxide aggregate on dentin bridge formation and expression of dentin sialoprotein and heme oxygenase-1 in human dental pulp. J Endod 2008 ; 34 : 666-70.
37) Aeinehchi M, Eslami B, Ghanbariha M, Saffar AS. Mineral trioxide aggregate (MTA) and calcium hydroxide as pulp-capping agents in human teeth : A preliminary report. Int Endod J 2003 ; 36 : 225-31.
38) Aguilar P, Linsuwanont P. Vital pulp therapy in vital permanent teeth with cariously exposed pulp : A systematic review. J Endod 2011 ; 37 : 581-7.

5 內, 外部吸収

39) Hsien HC, Cheng YA, Lee YL, Lan WH, Lin CP. Repair of perforating internal resorption with mineral trioxide aggregate : a case report. J Endod 2003 ; 29 : 538-9.

6 逆根管充填

40) Torabinejad M, Hong CU, Lee SJ, Monsef M, Pitt Ford TR. Investigation of mineral trioxide aggregate for root-end filling in dogs. J Endod 1995；21：603-8.
41) Torabinejad M, Pitt Ford TR, McKendry DJ, Abedi HR, Miller DA, Kariyawasam SP. Histologic assessment of mineral trioxide aggregate as a root-end filling in monkeys. J Endod 1997；23：225-8.
42) Baek SH, Plenk H Jr., Kim S. Periapical tissue responses and cementum regeneration with amalgam, SuperEBA, and MTA as root-end filling materials. J Endod 2005；31：444-9.
43) Bernabé PF, Holland R, Morandi R. Comparative study of MTA and other materials in retrofilling of pulpless dogs' teeth. Braz Dent J 2005；16：149-55.
44) Saunders WP. A prospective clinical study of periradicular surgery using mineral trioxide aggregate as a root-end filling. J Endod 2008；34：660-5.
45) von Arx T, Hnni S, Jensen SS, Clinical results with two different methods of root-end preparation and filling in apical surgery：Mineral trioxide aggregate and adhesive resin composite. J Endod 2010；36：1122-9.
46) Tsesis I, Rosen E, Taschieri S, Strauss YT, Ceresoli V, Del Fabbro M, Outcomes of surgical endodontic treatment performed by a modern technique：An updated meta-analysis of the literature. J Endod 2013；39：332-9.
47) Kim E, Song JS, Jung IY, Lee SJ, Kim S. Prospective clinical study evaluating endodontic microsurgery outcomes for cases with lesions of endodontic origin compared with cases with lesions of combined periodontal-endodontic origin. J Endod 2008；34：546-51.

7 根管充填

48) Bogen G, Kuttler S. Mineral trioxide aggregate obturation：A review and case series. J Endod 2009；35：777-90.
49) Al-Hezaimi K, Naghshbandi J, Oglesby S, Simon JH, Rotstein I. Human saliva penetration of root canals obturated with two types of mineral trioxide aggregate cements. J Endod 2005；31：453-6.
50) EL-Ma'aita AM, Qualtrough AJE, Watts DC. A micro-computed tomography evaluation of mineral trioxide aggregate root canal fillings. J Endod 2012；38：670-2.
51) Budig CG, Eleazer PD. In vitro comparison of the setting of dry ProRoot MTA by moisture absorbed through the root. J Endod 2008；34：712-4.
52) Boutsioukis C, Noula G, Lambrianidis T. Ex vivo study of the efficiency of two techniques for the removal of mineral trioxide aggregate used as a root canal filling material. J Endod 2008；34：1239-42.
53) Hess D, Solomon E, Spears R, He J. Retreatability of a bioceramic root canal sealing material. J Endod 2011；37：1547-9.
54) Lamb EL, Loushine RJ, Weller RN, Kimbrough WF, Pashley DH. Effect of root resection on the apical sealing ability of mineral trioxide aggregate. Oral Surg Oral Med Oral Pathol Oral Radiol Endod, 2003；95：732-5.
55) Tahan E, DDS, C, elik D, DDS, Er K, Tasxdemir T, Effect of unintentionally extruded mineral trioxide aggregate in treatment of tooth with periradicular lesion：A case report. J Endod 2010；36：760-3.
56) Nosrat A, NekoofarMH, Bolhari B, Dummer PMH. Unintentional extrusion of mineral trioxide aggregate：a report of three cases. Int Endod J 2012；45：1-12.
57) Gandolfi MG, Prati C. MTA and F-doped MTA cements used as sealers with warm gutta-percha. Long-term study of sealing ability. Int Endod J 2010；43：889-901.
58) Oliveira ACM, Tanomaru JMG, Faria-Junior N, Tanomaru-Filho M. Bacterial leakage in root canals filled with conventional and MTA-based sealers. Int Endod J 2011；44：370-5.

8 歯根の亀裂の封鎖

59) Yildirim T, Gençoğlu N. Use of mineral trioxide aggregate in the treatment of horizontal root fractures with a 5-year follow-up：Report of a case. J Endod 2009；35：292-5.
60) Floratos S, Kratchman SI. Surgical management of vertical root fractures for posterior teeth：Report of four cases. J Endod 2012；38：550-5.

索 引

あ
圧縮強度　20
アマルガム　62
アルミネート　4, 10

え
エーライト　4
エックス線不透過性　22
エトリンガイト　10

お
オーバー根管充塡　69
押し出し強度　21
オブチュレーションガッタ　44

か
ガッタパーチャ　65
カルシウムアルミネート　4
カルシウムアルミノフェライト　5

き
凝結　9, 10, 15

く
偶発的穿孔の処置　41
偶発的穿孔の発生頻度　41
クリンカー　6
クリンカー鉱物　4

け
ケイ酸カルシウム水和物　9
ケイ酸三カルシウム　4
ケイ酸二カルシウム　4

血液の影響　16
ゲル水　12, 15

こ
硬化　10
硬化促進剤の影響　16
根管充塡　65
コンクリートの養生　15
根尖封鎖材　24

さ
細胞毒性　26
酸化ビスマス　4

し
充塡器　38
充塡方法　43

す
髄床底　41
水和　10, 11
　──の進行　10
水和反応　15
スーパーEBA　62

せ
生体親和性　26
石灰化能　28
セメント硬化組織の形成　10

そ
象牙質歯髄複合体　54
組織液の影響　16

ち
直接覆髄　58

て
デンティンブリッジ　58

な
ナノ粒子のWMTA　14

に
ニエットキャリア　37

は
ハイドロキシアパタイト　3, 65, 66
パテ状　8

ひ
ビーライト　4
微小硬度　14, 23

ふ
ファイバーポスト　48
プレミックス　8
分岐部穿孔の処置　41

へ
辺縁適合性　25

ほ
ポートランドセメント　4

ま
マイクロエキスカ　72

マイクロピペット　45
埋入　18
曲げ強度　20

も

モノサルフェート　10

よ

養生　15
溶脱　18

れ

練和　36

数字

3-mix　55

A

AFm　10
AFt　10
AH Plus　73
AMTA　5
apexification　53

B

bioactivity　58
biocompatibility　26
biomineralization　28

C

C_3A　10
C-S-H　9

D

dentin-pulp complex　54

E

entomb　18, 65

F

fluid infiltration　24, 73

G

GMTA　2

H

HA　65

I

IRM　62

L

Lawaty techinique　69
Lawaty 法　70

M

Map System　37
microhardness　14
mineral trioxide aggregate　2
MTA　2, 36
　――による封鎖方法　44
　――の吸収　18
　――の強度　20
　――の硬化　12, 39
　――の硬化時間　14
　――の硬化膨張　14
　――の混水比　13
　――の水和　39
　――の生体活性　26
　――の操作性　8
　――の組成　4
　――の溶解性　18
　――の粒子　22
　――の漏洩　24
　――はなぜ効くか　3
MTA-Angelus　5
MTA Fillapex　74
MTA 硬化の診査　40
MTA 根管充填の適応　66
MTA 根管充填の手順　67
MTA 根管充填の利点　66

N

NWMTA　14

P

PC　4
ProRoot MTA　2
ProRoot MTA White　2

R

regenerative endodontics　53
revascularization　53, 55

S

strip perforation　47

W

WMTA　2, 39
　――の水和　11
WMTA ペレット　11

【著者略歴】

小林 千尋
（こばやし　ちひろ）

1975年　東京医科歯科大学歯学部卒業
1979年　東京医科歯科大学大学院修了
　　　　医学博士
1979年　東京医科歯科大学 助手
1982年　東京医科歯科大学 講師
1983年12月～1985年1月
　　　　文部省在外研究員として
　　　　米国テンプル大学に留学
1992年　東京医科歯科大学歯科保存学
　　　　第三講座 助教授
　　　　東京医科歯科大学大学院医歯学総合研究科
　　　　摂食機能保存学講座歯髄生物学分野 准教授
2013年　東京医科歯科大学 退職
　　　　東京医科歯科大学歯学部附属病院
　　　　歯科総合診療部 非常勤講師

主な著書：オートリバースハンドピースを用いたニッケルチタンファイル根管形成法（2000，医歯薬出版）
　　　　　新 楽しくわかるクリニカルエンドドントロジー（2012，医歯薬出版）
　　　　　根管洗浄—よりよい治癒を目指して（2012，医歯薬出版）
　　　　　エンド難症例への挑戦—よりよい治癒を目指して（2015，医歯薬出版）

MTAの臨床
—よりよいエンドの治癒を目指して　　　ISBN978-4-263-44407-8

2013年12月20日　第1版第1刷発行
2017年10月20日　第1版第5刷発行

著　者　小 林 千 尋
発行者　白 石 泰 夫
発行所　医歯薬出版株式会社

〒113-8612　東京都文京区本駒込1-7-10
TEL.（03）5395-7638（編集）・7630（販売）
FAX.（03）5395-7639（編集）・7633（販売）
https://www.ishiyaku.co.jp/
郵便振替番号　00190-5-13816

乱丁，落丁の際はお取り替えいたします　　印刷・三報社印刷／製本・皆川製本所
Ⓒ Ishiyaku Publishers, Inc., 2013. Printed in Japan

本書の複製権・翻訳権・翻案権・上映権・譲渡権・貸与権・公衆送信権（送信可能化権を含む）・口述権は，医歯薬出版㈱が保有します．
本書を無断で複製する行為（コピー，スキャン，デジタルデータ化など）は，「私的使用のための複製」などの著作権法上の限られた例外を除き禁じられています．また私的使用に該当する場合であっても，請負業者等の第三者に依頼し上記の行為を行うことは違法となります．

JCOPY ＜㈳出版者著作権管理機構　委託出版物＞
本書をコピーやスキャン等により複製される場合は，そのつど事前に㈳出版者著作権管理機構（電話03-3513-6969，FAX 03-3513-6979，e-mail：info@jcopy.or.jp）の許諾を得てください．